한방으로 알아본 알레르기와 디톡스

포켓브러리

004

내 몸 안의 면역력을 키우는 비법

한방으로 알아본 알레르기와 디톡스

장재식 지음

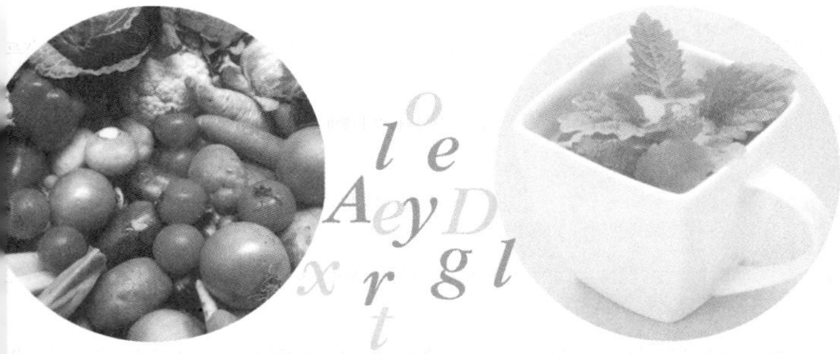

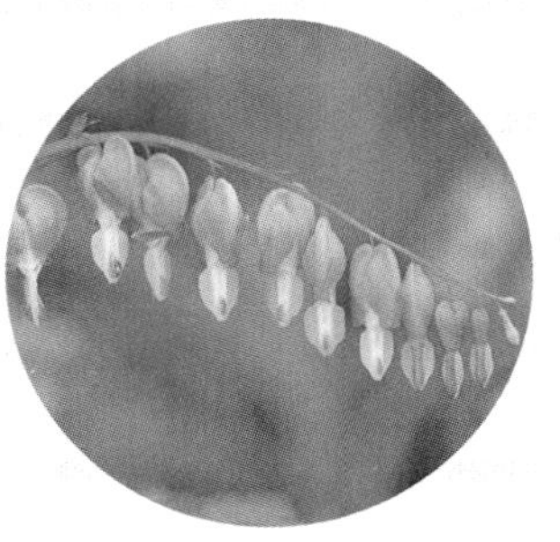

세창미디어

포켓브러리 004

한방으로 알아본 알레르기와 디톡스

초판 1쇄 인쇄 2010년 1월 15일
초판 1쇄 발행 2010년 1월 20일

지은이 장재식 | **펴낸이** 이방원

편집 김명희 · 김종훈 · 손소현 · 안효희 | **마케팅** 최성수

펴낸곳 세창미디어 | **출판신고** 1998년 1월 12일 제300-1998-3호
주소 120-050 서울시 서대문구 냉천동 182 냉천빌딩 4층
전화 723-8660 | **팩스** 720-4579
이메일 sc1992@empal.com
홈페이지 http://www.scpc.co.kr

ISBN 978-89-5586-102-0 04510
ISBN 978-89-5586-096-2 (세트)

값 5,000원

잘못 만들어진 책은 바꾸어 드립니다.

한방으로 알아본 알레르기와 디톡스 / 장재식 지음. — 서울 : 세창미디어, 2010
p. ; cm — (포켓브러리 ; 004)

ISBN 978-89-5586-102-0 04510 : ₩5000
ISBN 978-89-5586-096-2 (세트)

알레르기[allergy]
한방 치료[漢方 治療]

519.3923-KDC4
616.97-DDC21 CIP2010000092

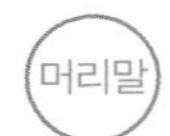

현대사회에 들어서 과학기술이 놀라운 속도로 발달하고, 여기에 발맞추어 의학 분야에서도 눈부신 발전을 이루고 있지만 이와 비례하여 지구에서는 온실가스로 인한 이상기후 현상으로 쓰나미나 폭설, 이상 한파 등의 각종 환경문제가 발생하고, 사람의 몸에도 예전에 겪지 않았던 이상한 질병이 계속해서 발생하고 있습니다.

이는 어떻게 보면 인간의 이기심과 탐욕으로 인해 자연을 함부로 파괴한 대가라고도 볼 수 있을 것이며,

우리가 이런 파괴행위를 멈추지 않는다면 앞으로 더 큰 재앙을 불러올 수도 있을 것입니다.

알레르기라는 질환은 인간의 면역계가 이상 반응을 일으키는 것으로, 예전에는 그 발생 빈도가 많지 않았으나, 현대사회에 들어서 먹는 음식과 생활 환경에서 화학제품 사용이 늘어나면서 폭발적으로 늘어나고 있습니다.

알레르기는 면역계의 혼란 상태라고도 말할 수 있는데, 국가에 비유하자면 나라를 지키는 군대가 적군이 아닌 아군에게 총을 발사하는 경우라고 말할 수 있을 것입니다.

이는 총의 화력이 약해서 적군을 막아내지 못하는 것이 아니라, 군인들의 정신상태가 혼란되어 적군과 아군을 구분하지 못해서 발생하는 것이며, 이것이 알레르기 치료에 있어서도 중요한 포인트라고 말할 수 있습니다.

왜냐하면 알레르기를 단순히 면역력이 약해서 생긴

다고 판단하여 면역력을 높이는 치료를 하게 되면, 이는 적과 아군을 구별도 못하는 군대에게 더 강한 화력만 제공하는 경우가 되어버리는 것으로, 체질적으로 열이 너무 많아서 문제인 아토피 환자에게 면역력 강화를 위해 열이 많은 인삼을 먹여 상태가 더 악화되는 경우와 유사한 것입니다.

또 알레르기를 단순히 면역력이 과잉항진된 것이라고 판단하여 면역력을 억제하는 치료를 하게 되면, 이는 군대 전체를 약화시켜 적군에 대한 방어능력 자체를 잃어버리게 만드는 경우가 되는 것으로, 면역억제제나 스테로이드를 과다하게 사용하여 인체면역력 전반에 심각한 부작용을 초래하는 것과 유사한 것이라고 할 수 있습니다.

그러므로 인체의 면역력을 혼란시키는 각종 화학성분과 중금속 등을 먼저 없애고, 혼란된 면역체계를 차분하게 정리되게 만들어주는 치료법이 알레르기 질환의 해결책이라고 할 수 있을 것입니다.

저자는 이 책에서 우리 생활에서 부지불식간에 들어오는 여러 가지 독소에 대해 파악하고, 이를 해독할 수 있는 방법, 생활 속에서 쉽게 할 수 있는 각종 민간요법과 한방치료법을 통해 혼란된 면역체계를 바로잡는 방법을 알려 드리고자 합니다.

아무쪼록 알레르기 질환을 앓고 있는 분들에게 미약하나마 도움이 되었으면 하는 바람입니다.

감사합니다.

한의사 장 재 식

차 례

Chapter 2_ 디톡스 77

부 록 149

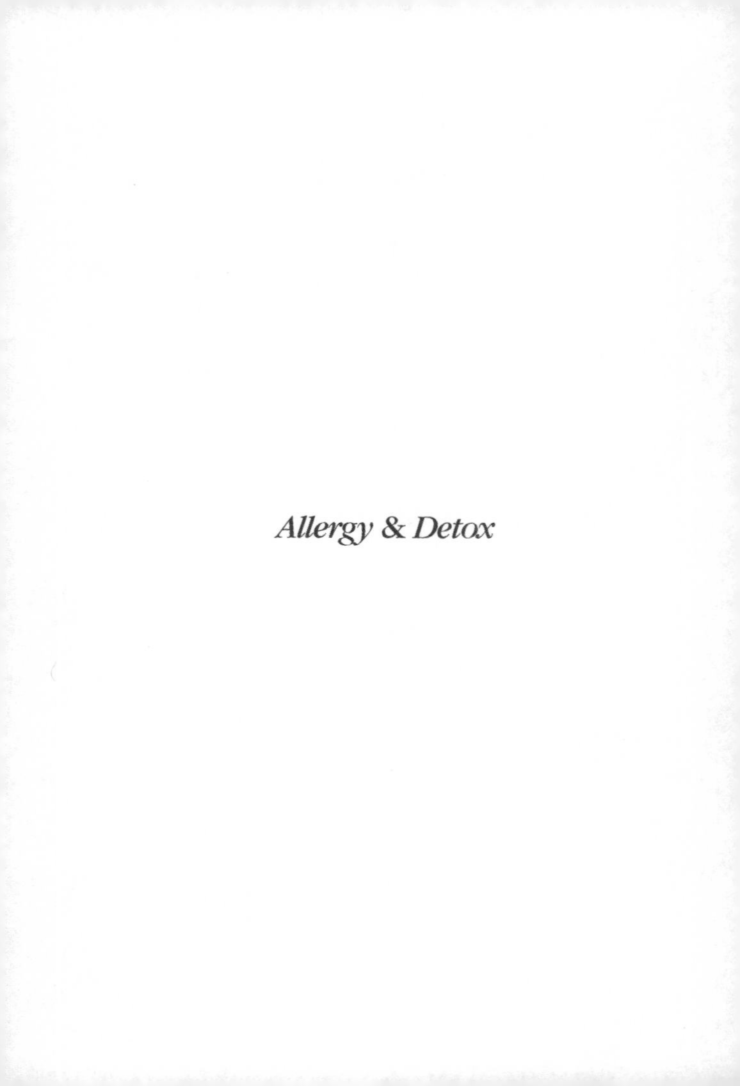

Allergy & Detox

Chapter 1

알레르기

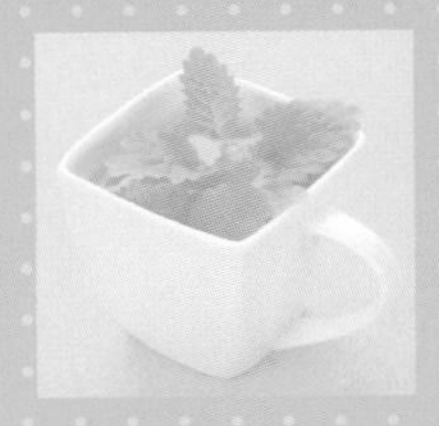

- 현대사회와 알레르기
- 알레르기란?
- 한의학에서 보는 알레르기
- 각종 알레르기와 치료법

현대사회와 알레르기

우리나라 천식환자의 숫자는 1998년 인구 1,000명당 11명에서 2005년 23.3명으로 늘어났고, 아토피 피부염 환자의 숫자는 2001년 인구 1,000명당 12명에서 2005년에는 91.4명으로 급격하게 증가하고 있다. 이러한 알레르기 질환은 선진국일수록 많이 발생하는 경향을 보이는데 영국, 호주, 미국 등에서는 우리나라보다 2~3배 많은 환자가 있다. 그렇다면 왜 알레르기 질환은 갈수록 늘어나는 것이며, 어떤 이유 때문에 과학이 발달하고 생활이 편리해질수록 알레르기 질환을 앓는 환자들이 늘어만 가는 것

일까?

사실 그 해답은 아주 가까운 우리 생활 속에서 발견할 수 있다. 여름철에 몸보신을 하려고 토종닭을 먹는 이유는 양계장에서 기계적으로 사육해서 키운 닭에 비해 자연 상태에서 천연적인 먹이를 먹고 자유롭게 생활한 닭이 더욱 건강하고 영양분이 풍부해서이고, 밭에서 거름을 먹고 키운 인삼보다 깊은 산속에서 비바람을 맞으며 야생으로 자란 산삼을 100배가 넘는 가격을 주고 사서 먹는 이유도 산삼이 인삼보다 훨씬 많은 유효성분을 가지고 있어서이다. 사람의 몸도 이러한 동물이나 식물처럼 자연을 호흡하고 생활할 때 건강하고 강한 면역력을 가지게 되며, 온실 속 화초와 같은 생활만 하게 되면 작은 바이러스 하나 이기지 못하는 나약한 생명체가 되고 만다.

알레르기는 면역질환이며, 더욱 엄밀하게 말하면 면역이상반응에 속한다. 정상적으로 인체에 별로 해가 되지 않는 물질에도 과민하게 반응하여, 마치 위험한 세균이 몸에 침입한 것처럼 면역세포들이 과잉 반응을 하게 되는 현상이다.

일반적으로 과민하게 반응한다는 것은 그 내실이 매우 약하다는 것을 의미한다. 심리적인 상태가 불안한 사람이 상대방의 아주 사소한 말 한마디에 과민하게 반응하는 것처럼 인체의 면역력이 약해져 있는 상태에서는 아주 작은 단백질 덩어리에도 과민하게 반응하게 된다.

그런데 이러한 면역이상반응을 치료하기 위해서 모순적인 상황에 부닥치게 되는데, 알레르기는 현상만 놓고 보았을 때는 면역이 과잉반응을 하는 것이므로, 면역을 억제하는 약을 사용하면 일시적으로 호전된다는 것이다. 하지만 알레르기의 근본적인 원인은 면역력이 약해져서 오는 것이므로 본질적으로는 면역력을 강화시켜야 근본적인 치료가 된다는 모순이 발생하게 된다.

배고픈 아이에게 물고기를 낚는 방법을 가르치려

하지 않고, 편안하게 물고기를 잡아 주면 당장에는 아이가 힘들지 않고 배고픔이 해결되므로 행복한 미소를 지을 수는 있겠지만 결과적으로 아이는 혼자서는 살아남기 어렵게 되는 것과 같은 이치이다.

스테로이드나 항생제의 사용이 바로 그러한 모순적인 상황이라고 할 수 있다. 스테로이드나 항생제는 일시적으로는 모든 증상을 한꺼번에 좋아지게 하는 명약이 될 수 있으나 결과적으로는 면역력을 더욱 약하게 할 수 있으므로, 꼭 필요한 경우에만 신중하게 사용해야 한다.

먹는 음식 역시도 지금 당장 입맛에 달콤한 과자나 탄산음료, 인스턴트 음식을 많이 먹게 되면 결과적으로 혈액을 탁하게 만들고 면역체계 역시 교란당하게 되므로 최대한 화학첨가물이 들어 있지 않은 신선한 유기농 음식을 적극적으로 섭취하려고 노력해야 하고 힘들고 피곤하더라도 하루에 30분~1시간 정도는 매일 운동하는 습관을 가져야만 튼튼한 면역력을 가질 수 있다.

샴푸나 비누, 각종 화장품도 마찬가지이다. 일시적으로 좋은 냄새와 부드러운 피부를 만들기 위해 여러 가지 화학성분이 들어 있는 제품을 사용하다 보면 피부의 건강을 위해 꼭 필요한 피부 상재균의 균형이 깨지고, 피부세포 스스로 호흡하고 유수분을 조절하는 능력을 잃게 되어 아토피 피부염과 같은 심각한 피부 문제를 일으킬 수도 있다.

따라서 일반 생활용품도 화학성분이 적게 들어 있고 유기농 성분을 많이 활용한 제품을 사용하는 것이 알레르기 질환도 예방하고 나아가 지구 환경까지 지키는 방법이 된다는 것을 반드시 인식해야 한다.

알레르기란?

알레르기allergy라는 말은 1906년 오스트리아의 소아과 의사인 클레멘스 프라이허 폰 피르케가 처음 만든 것으로 그리스어인 'allos'에서 유래한 것이다. 이는 '변형된 것'을 의미하는데, 보통 사람에게는 아무 문제를 일으키지 않는 물질이 특정 사람에게는 과민반응을 일으켜 숨이 차거나 콧물이 나는 증상 등을 일으킨다고 해서 붙여진 이름이다.

일반적으로 특정 바이러스가 침투하여 질병에 걸리면 몸에서는 그 질병에 대한 항체가 만들어져서 나중에 그 바이러스가 다시 침투했을 때 병에 걸리지 않도록 바이러스를 파괴하는데, 이를 면역이라고 한다. 그런데 항원과 항체의 결합으로 병이 차단되는 것이 아니라 반대로 병을 일으키는 경우가 있으니, 이것이 바로 알레르기이다.

면역반응은 바이러스나 세균 또는 우리 몸 자체의 단백질에 비정상적으로 반응하여 발생하는 데 반해서, 알레르기 반응은 보통 감염성이 없는 외부의 물질에 반응하여 발생한다. 결국 알레르기 반응은 기본적으로 인체에 해가 없는 단백질에 대한 방어반응으로 문제는 알레르기를 일으키는 유발물질이 아니라 알레르기 반응 그 자체라고 할 수 있다.

알레르기를 일으키는 대표적인 항체로 '면역글로불린E(IgE)'가 있다. 면역세포가 항원을 알아채게 되면 다양한 면역세포들이 활동을 시작하는데, 세균감염에 대한 면역반응에서는 호중성 백혈구가 증가하고, 알레르기 반응에서는 백혈구의 한 종류인 호산구가 증가하게 된다.

또한 알레르기 반응에서 T세포는 B세포에게 면역글로불린E라는 항체를 더 만들라는 지시를 내리게 되고 그 결과 히스타민, 류코트리엔, 프로스타글란딘이라는 물질이 분비되어 붓고, 가렵고, 콧물이나 기침과 같은 알레르기 증상이 나타난다.

면역글로불린E는 원래 인체 내에 소량만 존재하는데, 이것을 과다 생산하는 유전적 소인을 가진 사람들은 알레르기 항원에 노출되었을 때 이 항체를 과잉생산하게 되고, 이러한 사람들을 아토피성 체질이라 부르는 것이다.

알레르기 반응은 주로 인체에서 면역체계가 활성화된 부분에서 발생한다. 공기 중 단백질은 호흡을 통해 들어와서 코와 기관지에 알레르기 반응을 일으키게 되고 눈에 들어가서 증상을 만들 수도 있고, 식도로 들어가면 위장에 문제를 일으킬 수 있으며, 혈액에 흡수되면 피부, 관절, 심장혈관계통, 중추신경계통까지 증상을 유발할 수 있다.

피부에 나타나는 알레르기 반응은 접촉성 알레르기의 일종이라고 여기기 쉽지만 사실은 입으로 들어가거나, 눈, 코, 폐의 점막을 통해 흡수된 단백질에 대한 반응이라 할 수 있다. 침입이 일어난 조직에서 특수한 면역세포가 활성화될 때 염증이 발생하는 것이다.

염증이란 우리 몸의 면역세포가 외부로부터 침입한 이종단백질을 죽이거나 쫓아냄으로써 스스로를 보호하려고 하는 반응으로 그 과정에서 피부가 붉어지고 붓고 통증이 발생하는 증상이 나타나는데 알레르기 반응에서는 비교적 조금 약한 염증이 발생한다.

다만 이러한 알레르기를 일으키는 항원이 불활성 상태이고 우리 몸을 둘러싼 주변 환경과 관련이 있기 때문에 염증은 오래 지속되어 알레르기 환자들이 경험하는 것과 같은 증상을 낳는다.

한의학에서 보는 알레르기

한의학에서 알레르기라는 단어는 존재하지 않지만, 유사한 증상들이 표현된 내용을 많이 찾아볼 수 있다. 예를 들어 알레르기 비염은 분체噴嚏, 비구鼻鼽, 비색鼻塞, 비연鼻淵 등으로 기재되어 있고, 아토피 피부염은 태열胎熱, 태렴창胎瀲瘡, 내선奶癬으로 기재되어 있다. 두드러기나 접촉성 피부염은 은진癮疹, 담마진蕁麻疹, 선癬으로 알레르기성 자반증은 포도역葡萄疫, 반진斑疹으로 기재되어 있고, 기관지 천식은 효천哮喘, 해수咳嗽로 기재되어 있다.

한의학에서는 이러한 질환에 대하여 그 원인을 여

러 가지로 분석하고 있으나 크게 두 가지로 나눌 수 있는데, 정기부족과 음기부족이 바로 그것이다.

정기부족이란 체력 또는 면역력이 부족해져 외부에서 침범하는 나쁜 기운에 대항하지 못해 병이 나타나는 것으로, 부모로부터 물려받은 선천지기先天之氣와 태어나 생활하면서 영양섭취와 운동 등을 통해 만들어지는 후천지기後天之氣가 약하여 병이 발생한다는 것이다. 알레르기 비염이나 천식의 경우처럼 약간의 기후변화에도 힘들어하고, 자주 감기에 걸리는 현상이 바로 이에 해당한다고 할 수 있다.

좀 더 세부적으로 살펴보면 인체의 면역력과 관련된 기를 따로 일컬어 위기衛氣 또는 양기陽氣라고 하는데 위기에 대해 《동의보감》에서는 다음과 같이 전한다.

– 위기衛氣란 살과 근육을 따뜻하게 하고 살갗을 충실하게 하며, 피부와 땀구멍을 졸게 하고 열었다 닫았다 하는 작

용을 맡기 때문에 위기가 따뜻하면 몸이 충실해진다.

– 양기陽氣는 온종일 몸의 겉을 주관한다. 아침에 양기가 생기고, 낮에는 양기가 왕성하고, 날이 저물면 양기가 허해지고 기가 닫히게 된다. 그러므로 날이 저물면 몸을 움직이지 말고, 뼈와 힘줄을 과로하지 말고, 안개와 이슬을 맞지 말아야 한다. 이 세 가지를 위반할 때는 몸이 피곤하고 약해진다.

– 양기陽氣는 하늘이나 해와 같은데 이것이 작용하지 못하면 수명이 짧아지며, 몸이 튼튼하지 못하게 된다. 그러므로 하늘이 돌아가야 날이 밝아지는 것처럼 양기도 해가 솟으면 위로 올라가 겉을 보호하게 된다. 양기는 움직이는 것을 주관한다. 사람에게 있어서 지각하고 운동하고, 보고 듣고, 말하고, 냄새 맡는 기능은 모두 양기가 살갗을 훈증하고 몸을 충실케 하며, 털이 윤기나게 하여 마치 안개와 이슬이 축여주는 것과 같다. 만일 양기가 한 번이라도 자기 위치를 잃으면 흩어져서 제대로 돌지 못하여, 훈증하고 충실케 하며 윤기나게 축여주는 작용이 막힌다. 그래서 아홉 개의 구멍(눈, 코, 입, 귀, 항문, 요도)이 속으로 막히고 피부와 살은 밖에서 막힌다. 그러면 지각하고, 운

동하고, 보고, 듣고, 말하고, 냄새 맡는 기능을 모두 수행할 수 없게 된다. 사람의 양기는 하늘의 햇빛과 같으므로 사람이 양기를 잃으면 수명이 짧아진다. 이것은 마치 하늘이 햇빛을 잃으면 만물이 생길 수 없는 것과 같다.

음기부족 역시 비슷한 의미이기는 하나 에너지의 절대량이 부족하다는 의미보다는 우리 몸을 구성하는 전체적인 기의 속성에서 음양의 편차가 질병의 원인이 된다는 것으로, 현대적 의미에서 아토피 피부염과 부합하는 면이 많다고 할 수 있다.

음양의 조화는 한의학에서 매우 중요한 개념으로 주로 물과 불에 많이 비유된다. 예를 들어 그릇에 물이 많이 담겨 있을 때는 어느 정도 열이 가해지더라도 그릇이 손상되지 않고 물이 따뜻해지면서 유용하게 활용할 수 있지만, 그릇에 물이 부족하면 같은 열을 가하더라도 그릇이 과열되어 시커멓게 타버릴 수 있다는 것이다.

아토피 피부염도 그 증상이 주로 피부가 붉게 부어

오르고, 건조해지고, 심한 가려움증이 생기는 것 등으로 나타나는데 이러한 현상이 한의학으로는 물이 부족하여 불이 왕성해지는 음허양성陰虛陽盛으로 해석할 수 있다.

이러한 음허양성 증상을 다시 말하면 건조한 조燥라고 표현하는데, 동의보감에서는 다음과 같이 표현한다.

- 여러 가지로 피부가 깔깔하고, 마르며, 뻣뻣하고, 쭈글쭈글하며, 터져서 가려운 것들은 다 조燥에 속한다.

- 화열火熱이 지나치면 금金이 쇠약해지면서 풍風이 생긴다. 이렇게 되면 풍風이 습濕을 억제하고 열이 진액을 소모하여 조燥가 된다.

- 조병燥病은 폐금肺金과 관련된다. 조금燥金이 열을 받으면 마르고 깔깔해진다. 풍風은 습濕을 억제하고, 열은 진액을 소모시켜 조증燥證이 된다. 겉이 건조하면 피부가 쭈글쭈

글해지고 가려우며, 속이 건조하면 정혈이 줄어들고, 상초가 건조하면 목구멍과 코가 몹시 마르며, 하초가 건조하면 대소변이 막힌다.

- 건조한 것은 눅여주라고 하였는데, 이는 혈血을 보하라는 말이다. 진액이 쌓이면 기운이 생길 수 있고, 기운이 몰리면 역시 진액이 생길 수 있다.

현대사회에서 이러한 음허증상, 즉 물이 부족해지는 현상이 많이 나타나는 원인을 살펴보면 크게 네 가지로 나눌 수 있다.

첫째 복잡한 사회구조 탓에 과도한 스트레스로 심장의 화기火氣가 발동하여 진액을 말리게 되고, 둘째 인스턴트 음식이나 각종 화학첨가물이 든 음식물을 섭취해 진액이 소모되며, 셋째 컴퓨터나 TV 등 전자기기를 장기간 사용하면서 기기에서 방출되는 열에 의해 진액이 소모되고, 넷째 각종 환경오염으로 말미암은 중금속의 체내축적에 의해서도 음허증상이 나타날 수 있다.

따라서 알레르기 질환을 앓는 사람은 균형 있는 영양섭취와 운동을 통해서 정기를 강화하는 것이 필요하고, 과도한 스트레스나 음식물에서 섭취될 수 있는 독소를 멀리함으로써 음기가 손상되지 않도록 하는 것이 중요하다.

각종 알레르기와 치료법

알레르기 비염

알레르기 비염은 코 점막이 특정 물질에 대하여 과민반응을 나타내는 것으로 알레르기를 일으키는 원인 물질이 코 점막에 노출되어 자극된 부위로 면역글로불린E(IgE) 항체를 매개로 하는 염증세포가 몰려들어 염증반응이 발생하는 질환이다.

연속적으로 일어나는 발작적인 재채기, 맑은 콧물, 코막힘 등의 세 가지 주요 증상을 특징으로 하며, 이 세 가지 증상 중 두 가지 이상의 증상을 가지고 있을 때 알레르기 비염을 의심할 수 있다.

알레르기 비염은 알레르기 천식과 함께 유전적 요인과 환경적 요인이 합쳐져서 생기는 대표적인 알레르기 질환으로, 부모로부터 물려받은 알레르기 체질과 주위의 유발 요소들이 상호 작용을 일으켜 나타난다.

알레르기 비염을 악화시키는 대표적인 요인으로는 기후변화, 감기, 공기오염, 스트레스 등이 있다.

환자의 75퍼센트 정도가 25세 이전에 증상이 시작된다. 부모 중 한쪽에 알레르기가 있을 때 자녀가 알레르기 질환에 걸릴 가능성은 50퍼센트 정도이며 부모가 모두 알레르기 질환을 앓고 있다면 확률은 약 75퍼센트로 높아진다.

아토피성 피부염, 기관지 천식 및 알레르기 비염을 3대 알레르기 질환이라 하며 어린 나이부터 차례로 발병하기 때문에 이러한 일련의 발병을 알레르기 행진이라 한다.

원 인

알레르기 비염을 유발하는 원인 항원을 알레르겐이라고도 한다. 집먼지진드기, 꽃가루, 곰팡이, 애완동물의 털, 바퀴벌레의 부스러기 등과 같이 호흡기를 통해 흡입되는 것들이 대표적이지만, 음식물, 음식물 첨가제, 약물 등에 의해서도 알레르기 비염이 나타날 수 있다.

증 상

발작적인 재채기를 연속적으로 하게 되고, 동시에 맑은 콧물이 흐르며, 눈과 코의 가려움증과 코막힘이 대표적인 증상으로 꼽힌다. 재채기와 콧물이 흐르는 증상은 보통 아침에 심했다가 오후로 가면서 감소하며, 코막힘 증상을 계속 보이는 경우가 많다. 가려움증은 코뿐 아니라 눈, 목, 귀 등에도 발생한다.

코막힘 증상은 가장 흔히 나타나는 주 증상으로 반 이상을 차지하며, 그 뒤로 콧물과 재채기 순으로 나타나고, 그 밖에 눈물, 두통, 후각감퇴, 폐쇄성 비음 등의 증상이 있다. 합병증으로 중이염, 부비동염, 인후두염 등이 동반될 수 있다.

증상이 10일 이내에 시작되었다면 바이러스가 원인인 감기일 가능성이 크다. 그러나 감기의 경우 발열과 전신의 근육통 등의 증상이 함께 나타나는 경우가 많은데 알레르기 비염에서는 동반되지 않는 증상이다.

만성적인 맑은 콧물, 코막힘, 발작적인 재채기 증상이 나타나며 IgE 매개 염증 반응이 확인되면 알레르기 비염으로 진단할 수 있으며, 알레르기 비염의 진단을 위해서는 증상, 가족력, 주거환경과 과거 치료력에 대한 자세한 확인이 필요하다.

일반적인 치료

알레르기 비염의 치료는 원인이 되는 물질인 알레르겐을 피하는 환경요법과 약물요법, 면역요법이 있다.

알레르겐을 피하는 것이 가장 중요한 치료법이지만 근본적으로 피하는 것은 어려우므로 회피요법만을 사용한 단일 치료만으로는 충분한 치료 효과를 얻기 어려우며 적절한 약물치료로 증상을 조절하는 것이 필요하다.

| 환경요법 |

알레르기 질환의 치료에 가장 기본적이고 중요한 치료법으로, 알레르겐의 완전 제거나 회피는 불가능하더라도 최대한 피하도록 해야 한다. 알레르기 비염의 주요 알레르겐은 집먼지진드기, 꽃가루, 애완동물의 털, 곤충, 곰팡이 등이 있으며 악화요인으로는 담배연기, 실내 오염물질, 기후변화, 악화 약물, 스트레스 등이 있다.

| 약물요법 |

알레르기 비염의 약물요법은 환자의 주 증상과 심

한 정도에 따라 단계적으로 시행한다.

치료에 사용되는 약제로는 경구용/국소용 항히스타민제, 경구용/국소용 스테로이드, 비만세포 안정제, 경구용/국소용 점막 수축제, 국소용 항콜린제, 류코트리엔 조절제 등이 있다.

국소용 약제는 경구용 제제보다 전신적인 부작용은 줄이면서 비강 내로 고농도의 약물을 전달하는 장점이 있지만, 흔히 알레르기 비염과 동반되는 천식이나 결막염에는 효과가 떨어지는 단점이 있다.

| 면역요법 |

면역요법은 원인 알레르겐을 환자에게 소량부터 차츰 농도를 높여 투여하여 환자의 면역반응을 조절함으로써 증상을 경감 혹은 없애고자 하는 치료방법이다.

알레르기 원인이 확실한데 환경관리만으로는 효과적인 치료가 어렵고 통상적인 약물치료로 증상조절이 충분하지 않을 때, 혹은 환자가 장기적인 약물치료를 원하지 않을 때에 시행할 수 있는 치료법으로, 특정 알레르겐의 경우에만 효과가 있다. 통상적으로 면역요법은 1년 이상 지속해야 효과가 나타나고 보통 3년에서 5년간 지속하지만 더 장기간 치료해야 할 경우도 있다.

| 합병증의 수술적 치료 |

알레르기 비염 때문인 코막힘이나 동반된 부비동염의 치료를 위해 수술적 치료가 필요할 때가 있다. 이런 환자들에게는 약물요법과 수술요법을 병용함으로써 알레르기 비염과 동반된 질병을 성공적으로 치료할 수 있다.

생활요법과 한방치료

건강한 코를 유지하기 위해서는, 첫째, 당분을 과잉 섭취하지 말고 채소와 해조류를 충분히 배합한 균형 있는 식사가 되도록 해야 하고, 둘째, 피부를 건포마찰하는 것이 도움이 되며, 경혈점을 지압하는 것도 효과적이라고 할 수 있다.

건포마찰은 마른 수건으로 피부를 자꾸 자극하는 것인데, 손끝에서 심장을 향해서, 발끝에서 심장을 향해서 한다.

이 건포마찰은 열 번 백 번 얘기해도 부족함이 없을 정도로 완벽한 건강비결 중 하나이다. 건포마찰로 피부를 단련하게 되면 저항력이 길러져 감기에도 걸리지 않고 알레르기성 비염도 없어지게 된다.

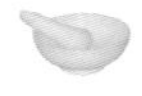

주요 처방

| 여택통기탕 |

증상 외형적으로 눈 주위가 거무스름하며, 림프선이 붓고 피부는 아토피성 경향을 띠며, 새가슴에 늑골이 예각을 이루고 있다. 그리고 머리가

잘 아프다 하고, 쉽게 피로해 하고 늘 졸리며 짜증을 잘 내고, 걸핏하면 배가 아프다 하고 설사가 잦고 소변도 찔끔찔끔 자주 보며, 이유 없이 다리가 아프다고 호소하기도 한다.

효능 《장씨의통》이라는 의서에 처음 기재된 이 처방은 일반적으로 병이 오래되지 않았거나 경증인 경우, 또는 외부 환경 등으로 코가 막힌 데 효과가 있다.

본방은 식독食毒, 수독水毒, 혈독血毒이 알레르기성 질환을 유발하거나 악화시킨 경우에 특히 효과가 있다.

구성 강활, 독활, 방풍, 갈근(칡뿌리), 창출, 승마, 총백 각 3g, 마황, 천초, 백지, 각 1.2g, 자감초 2g, 생강 3쪽, 대추 2개를 1첩분으로 하여 1일 2첩분을 재탕까지 해서 3회 분복하면 된다.

| 형개연교탕 |

구성 형개, 시호, 천궁, 당귀, 생지황, 적작약, 백지, 방풍, 박하, 치자, 황금, 길경(도라지), 연교 각 2g, 감초 1.2g을 끓여 복용하면 된다.

| 방풍탕 |

구성 방풍 80g, 황금(술에 적셔 볶은 것), 인삼, 천궁, 맥문동, 자감초 각 40g을 가루 내어 한 번에 8g씩 끓여 물에 타서 식후에 복용한다. 혹은 위 재료를 거칠게 잘라 배합해서 28g씩 물에 끓여 복용해도 된다.

| 단방요법 |

구성 '창이자'라고 불리는 도꼬마리 씨를 엷은 다갈색이 되도록 프라이팬에 볶아서 1일 10g씩 물 300~500cc로 끓여서 반으로 졸여 하루 동안 분복하거나, 가루 내어 1회 4g씩 1일 3회 온수

로 내복하는 방법이 있다. 혹은 창이자 잎을 1일 20g씩 끓여 차처럼 수시로 나누어 마셔도 좋다.

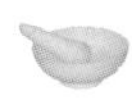

지압에 좋은 경혈과 지압법

| 천주 경혈 |

- 뒷머리의 머리카락이 시작되는 부위의 홈이 파인 중앙선에서 좌우로 3센티미터, 양옆으로 움푹 들어가는 곳에 있다.
- 엄지손가락 지문 있는 부위로 지그시 누르고 다섯을 센 다음, 둘을 셀 동안 쉬고 다시 반복하여 누르면 된다.

| 풍지 경혈 |

- 귀 뒤에서 뒷머리 목으로 엄지손가락 손톱만 한 둥그스름한 돌기가 만져지는데, 이 유양돌기에서 뒷

머리 머리카락이 있는 쪽으로 움푹 파인 부위의 경혈이다.

– 지압 요령은 천주 경혈과 같다.

| 영향 경혈 |

– 양쪽 콧방울 바로 옆에 있다.

– 집게손가락과 가운뎃손가락을 곧게 펴서 V자 형태를 취한 후 콧방울 양쪽의 영향 경혈에 대고 그 주위를 자꾸 문지르면 된다.

| 인당 경혈 |

– 양쪽 눈썹뿌리의 중앙, 즉 두 눈썹 사이 정중앙에 있다.

– 이 경혈에 손끝을 대고 좌측 눈썹 방향으로 밀면서 지그시 누르며 자극하고 이어서 우측 눈썹 방향으로도 같은 요령을 취한다.

| 사백 경혈 |

– 두 눈을 똑바로 응시했을 때, 눈동자의 바로 아래 뺨에 있는 경혈이다.

– 이 경혈에 손가락 끝을 대고 콧부리 쪽, 즉 인당 경혈 쪽을 향해 밀면서 누르는 자극을 계속한다.

알레르기 결막염

특정한 물질에 노출되거나 접촉되었을 때 보통 사람들과는 달리 불편한 증상이 나타나는 경우를 과민성, 알레르기성 반응이라고 하는데, 이러한 알레르기 반응으로 결막에 염증이 생길 때 알레르기 결막염이라고 한다.

원 인

원인이 되는 물질은 꽃가루, 풀, 동물의 털, 음식물, 비누, 화장품, 먼지, 곰팡이, 화학 약품 등이다.

증 상

알레르기 결막염은 고초열성 결막염, 춘계 각결막염, 아토피성 각결막염으로 나누는 즉시형 과민반응과 플릭텐성 각결막염, 접촉성 안검염에 의한 결막염으로 구성된 지연형 과민 반응으로 나눌 수 있다.

고초열성 결막염은 대개 꽃가루, 동물성 털, 풀 등에 대한 알레르기 경력이 있는 사람들에게서 나타나며, 가렵고 눈물이 많이 나며 눈이 충혈되면서 안구가 눈 주위 조직 속으로 빠져들어 간다고 호소하기도 한다.

춘계 각결막염은 우리나라에서 자주 발견되는 결막염으로 봄과 여름에 발병한다. 심하게 가려우며 실 같은 점액성 분비물이 나오며 윗눈꺼풀 결막에 거대 유두가 생긴다.

아토피성 각결막염은 대개 과민성 피부염이 있는

환자에게서 많이 발견되며, 대개 가족들도 알레르기가 있는 경우가 많다. 따끔거리고 점액성 분비물이 있으며 빨갛게 부어오르는 증상 등이 동반되며 눈꺼풀은 붉으나 결막은 유백색이다.

플릭텐성 각결막염은 세균에 의한 일종의 과민 반응으로서 결핵균 등과도 연관이 있다. 보통 눈 안에 뭔가가 들어 있는 것 같은 느낌이 들며 눈물이 많이 나고 눈이 부신 증상 등을 호소한다.

접촉성 안검염은 아트로핀 점안 또는 여러 가지 항생물질을 국소에 투여하고 나서 발생하며, 결막이 충혈되거나, 가벼운 유두 비대, 약간의 점액성 분비물 등의 증상이 나타난다. 일반적으로 누런 눈곱이 끼며 충혈되는 세균성 결막염이 아니면서도, 눈이 가렵고 불편한 경우는 알레르기성 결막염일 수가 있다. 여자일 경우 화장을 한 후에 증상이 심하다면 화장품에 원인이 있는 경우가 많으므로 한 가지씩 원인 물질을 찾아보는 것이 좋다.

일반적인 치료

치료와 예방법은 과민성 원인을 멀리하는 방법이나 과민성 체질을 변화시키는 방법이 가장 이상적이기는 하나 실제로는 어려운 경우가 많다. 현재로서는 약물요법이 효과적이며 급할 때에는 차가운 찜질도 좋다.

약물요법에는 주로 스테로이드제 안약이나 항알레르기 안약을 사용하나, 함부로 안약을 사용하다가는 녹내장이나 백내장으로 발전하여 실명을 가져올 수 있으므로, 반드시 전문의의 지시에 따라야 한다.

생활요법과 한방치료

알레르기 결막염이 있을 때는 우선 환경을 깨끗이 하고 알레르기 유발 식품이나 열성 식품을 피하는 게 좋다. 예를 들면 아이스크림 같은 유제품이나 코코아, 초콜릿, 메밀, 복숭아, 인삼, 마늘, 생강, 등 푸른 생선, 기름기 많은 육류 및 매운 음식, 인스턴트 식품과 술 등이 이에 포함된다.

결막염 치료에 좋은 식품으로는 감자 생앙금을 비롯해 당근, 사과, 호박, 냉이, 전복, 해조류, 녹차, 모과차, 감국차, 결명자차, 구기자차, 오미자차, 솔잎차 등이 있다. 특히 여린 솔잎을 잘게 썰어 그늘에서 말려 가루를 내어 죽에 타서 먹거나, 검은콩 볶은 것과 함께 가루 내어 8그램씩 따끈한 물에 타서 복용해도 좋다.

아울러 전신을 건포마찰하고, 찬물에 적신 거즈 수건으로 눈꺼풀 위를 차게 하면서 눈을 감은 채 눈동자를 굴리고, 눈 주위를 중심으로 자주 지압해 주는 것도 좋다.

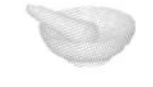
주요 처방

| 야광육신환 |

증상 눈이 어두워지고 침침해지며 눈물이 난다. 어지럽기도 하다.

효능 강장 · 강정 효과도 있다. 정액, 혈액을 보하고 신장이나 내분비선을 강화한다.

구성 숙지황, 생지황, 당귀, 토사자, 구기자, 원지, 감국, 지각, 지골피 각 50g.

가루 내어 꿀로 반죽하여 0.3g 크기의 알약을 만들어 1회 30~40알씩, 1일 2~3회 온수와 함께 복용한다.

| 사물탕 |

증상 이물감이 느껴지고 눈이 껄끄러우며 안정피로가 심하다. 눈에 통증까지 있다. 특히 혈액 부족일 경우 이런 증상이 더 심하다.

효능 대표적 보혈제다. 복부가 약하고 하복부가 냉하며, 헛헛증이 심하고 피부가 거칠 때 좋다.

구성 당귀, 천궁, 백작약, 숙지황 각 5g.

위 분량을 1첩으로 하여, 1일 2첩 분량을 재탕까지 하여 1일 3회 식전에 따끈하게 복용한다. 혹은 가루 내어 꿀로 반죽하여 0.5g 크기의 알약을 만들어 1일 3회 온수로 복용한다.
처방 중 당귀는 혈액 생성, 혈액 순환을 촉진한다. 천궁은 상하 종횡무진으로 혈액 중의 에너지라 불리는 영기, 위기를 순환시킨다. 백작약은 보혈하면서 간 기능을 원활케 한다. 숙지황은 음액과 혈액의 자양 보충과 함께 강장 작용을 한다. 차전자(질경이씨), 복분자, 구기자, 토사자, 지부자 등을 가미해서 쓰면 더 좋다.

| 반하백출천마탕 |

증상 눈이 피로하고 시력이 감퇴하며 사물이 분명히 보이지 않을 때, 혹은 '안화眼花'가 어른거릴 때, 눈꺼풀 경련이 자주 있고, 어지러우며 메스꺼울 때.

효능 특히 이마 부위가 종종 아프거나 눈을 뜨기 어려울 정도로 어지러우면서 머리가 깨질 듯할 때, 몸이 매우 무거울 때 좋은 처방이다.

구성 반하, 진피, 맥아 각 6g, 백출, 신곡 각 4g, 창출, 인삼, 황기, 천마, 백복령, 택사 각 2g, 건강, 황백 각 1g, 생강 5쪽.

위 약재를 1첩 양으로 하여 1일 2첩씩 재탕까지 하여 1일 3회 복용한다.

| 보중익기탕 |

증상 과로하여 기력이 극도로 쇠약해져서 눈이 흐리고 무엇을 주시하고 있노라면 눈의 피로가 더욱 심해지고, 눈꺼풀의 힘이 빠져 저절로 감기는 듯할 때.

효능 원기가 약할 때 좋다. 특히 땀이 주체하지 못할 만큼 많고 배가 더부룩하며 머리가 무겁고

변이 묽으며 입맛이 없을 때 더욱 좋다.

구성 황기 6g, 인삼, 백출, 감초 각 4g, 당귀, 진피 각 2g, 승마, 시호 각 1.2g.

위의 약재를 1첩 양으로 하여 1일 2첩씩 재탕까지 하여 1일 3회 복용한다.

| 좌귀음 |

증상 눈이 건조해져서 뻑뻑하고 어지러우며 귀까지 울리고, 허리와 다리에 힘이 빠지고 손발이 화끈거리고 진땀이 나고 입이 마를 때.

효능 혈액을 주관하는 간장과 정액을 저장·주관하는 신장 기능이 약해져 소모성 질환을 일으킨 것을 '간신음허증'이라고 한다. 이때 쓰이는 처방이다.

어지럽고, '안화'가 어른거리며 근육 경련이나 정력 감퇴, 월경 불순 등이 오며, 수면 중 식은 땀이 나고 목 앓이를 곧잘 하고 손발이 화끈거릴 때 좋다.

구성 숙지황, 산약, 구기자, 산수유 각 8g, 백령 6g, 자감초 4g.

위의 약재를 1첩 양으로 하여 1일 2첩씩 재탕까지 하여 1일 3회 복용한다.

| 단방요법 |

–《동의보감》에는 괴실이 좋다고 했다. 괴실은 회화나무에 열리는 염주 모양의 열매다. 알레르기성 결막염을 다스릴 뿐 아니라 눈이 밝아지고 치아도 단단해진다. 가정에서는 괴실을 가루 내어 소 쓸개로 반죽해서 1회 4g씩, 1일 3회 공복에 온수와 함께 복용한다.

알레르기 천식

천식이란 폐 속 기관지가 아주 예민해진 상태로, 가끔 기관지가 좁아져 숨이 차고 거친 숨소리가 들리면서 기침을 심하게 하는 병증을 말하는데, 기관지의 알레르기 염증 반응 때문에 발생하는 알레르기 질환이다.

이런 증상들은 반복적 · 발작적 그리고 유전적 요인과 환경적 요인이 합쳐져서 나타나는데, 기관지의 염증으로 기관지 점막이 부어오르고 기관지 근육이 경련을 일으키면서 기관지가 막히고 숨이 차게 된다.

원 인

천식은 유전적 요인과 환경적 요인이 합쳐져서 생기는 대표적인 알레르기 질환이다. 부모로부터 물려받은 알레르기성 체질 요인과 환경적인 천식유발 인자들이 상호 작용을 일으켜 면역체계에 혼란이 생기면서 발생한다.

천식을 유발하는 요인으로는 원인 물질과 악화 요인이 있는데, 원인 물질인 알레르겐으로는 집먼지진드기, 꽃가루, 동물 털이나 비듬, 바퀴벌레, 식품, 약물 등이 있다.

악화 요인으로는 감기, 담배연기, 대기오염, 식품첨가제, 운동 등 신체적 활동, 기후 변화, 황사, 스트레스 등이 있다.

증 상

기관지 천식의 대표적인 증상은 호흡곤란, 기침, 천명(쌕쌕거리는 거친 숨소리)이다. 이러한 증상이 반복적으로, 발작적으로 나타나지만 실제로 천식 환자는 전형적인 천식 증상 외에 비전형적인 증상을 호소하기도 한다. 즉, 호흡곤란이나 쌕쌕거리는 숨소리 등의 증상은 없고 단지 마른기침만 반복적으로 나타나거나, 가슴이 답답하거나 흉부 압박감을 호소하거나 또는 목구멍에 가래가 걸려 있는 것 같은 증상만을 호소하기도 한다.

일반적으로 감기에 걸린 후에 호흡곤란이 악화하거나, 달리기 같은 운동 후에 호흡곤란, 거친 숨소리 증상들이 많이 나타난다.

일반적인 치료

기관지 천식의 치료에는 신속하게 증상을 회복시키고 재발을 방지하기 위해서 질병을 조절하는 약제를 장기간 사용하는 약물요법, 천식의 원인 물질을 찾아 원인 알레르겐 노출을 최소화하고 악화 인자로부터 회피하는 회피요법이 있다. 또한 원인 물질을 소량씩 주사하여 알레르기 체질을 개선하는 면역요법 등도 있다.

약물치료에 사용하는 약물의 종류, 투여 방법, 그리고 투여 기간 등은 천식의 증상, 천식의 심한 정도, 환자의 나이 및 전신 상태 등에 따라 결정한다.

생활요법과 한방치료

한의학적으로 천식은 여러 가지가 있는데, 실증의 '실천'과 허증의 '허천'이 있으며, 허천 중에는 정신적 영향에 의한 '기천'을 비롯해서 식사 또는 안정을 취할 때에는 잠시 수그러들었다가 일어나 움직이면 호흡곤란이 심해지는 '화천'이 있고, 어깨를 들먹이며 배가 당긴다고 호소하는 '위허천'과 전신 쇠약이 원인인 '구천'이 있다.

소금, 달걀, 조미료, 초콜릿, 메밀, 토란, 버섯, 찹쌀, 콩, 우유, 치즈, 새우 등은 피하도록 하고 술과 담배는 물론 하지 않아야 한다. 이 식품들은 천식을 악화시키거나 알레르기의 원인이 되기 때문이다. 대신 영양을 고루 섭취하고 특히 비타민 A, C가 풍부한 식품을 많이 섭취하도록 한다. 예를 들어 당근, 호박, 토마토 등은 피부와 점막의 저항력을 강하게 하고, 신진대사를 활발하게 해주므로 큰 도움이 된다.

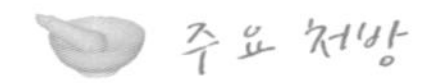

| 진해고 |

늙은 호박에 대추, 은행, 호두, 밤, 생강, 곶감, 배 등을 넣고 조청을 만들어 꿀, 참기름 등을 섞어 장기간 복용. 이 처방은 만성 천식을 근본적으로 개선하는 데 아주 큰 도움이 된다.

| 삼개산 |

전신 쇠약이 원인인 '구천'이라는 허증 천식에 아주 좋은 처방으로 인삼 9g에 합개 한 쌍을 가루 내어 1회 1~1.5g씩, 1일 2~3회 온수와 함께 복용한다.

합개란 암수가 언제나 함께 붙어 있는 뿔 도마뱀으로 강장 작용이 대단한 약재이므로 정력이 극도로 쇠약해졌을 때 도움이 된다. 특히 호흡기가 약하고 체력 소모가 심한 흡기성 호흡곤란, 해수, 천식, 피로, 무기력 등이 동반될 때 좋은 처방이다.

| 단방요법 |

대추를 당근과 함께 차로 끓여 마셔도 좋다. 당근 120g에 대추 10알을 넣고 물 2컵 반을 부어 끓여 반으로 줄면 마신다. 호흡이 곤란해 입을 다물지 못하고 어깨마저 들먹일 때 효과가 있는데 체질을 개선하고 자양작용까지 해준다.

은행도 좋은데, 속 껍질째 볶아서 하루에 7알 정도씩 씹어 먹거나 은행을 참기름에 담가 두었다가 2개월쯤 지나서 은행만 건져 프라이팬에서 볶아 하루에 7알씩 씹어 먹으면 된다.

양기를 강화하는 식품인 호두 10개와 합개 한 쌍을 가루 내어 4g씩, 1일 3회 온수와 복용해도 좋다.

혹은 대추, 은행, 호두, 밤, 생강을 함께 끓여 마셔도 좋다. 이렇게 다섯 가지 재료로 만든 차를 《동의보감》에서는 '오과차'라고 한다. 배즙도 좋다. 배의 윗부분을 1cm 두께로 도려내 뚜껑을 만들고, 배 속을 도려낸 곳에 황설탕을 가득 채우고, 뚜껑으로 도려낸 것을 덮어 은박지에 싸서, 미리 달군 석쇠에 얹어 20~30분간 구워, 꼭 짜서 연근즙을 조금 섞어 마신다.

수렴작용이 뛰어난 오미자차도 도움이 된다. 소변이 잦거나 배변이 잦은 증상을 줄이고, 정액이 저절로 흐르거나 빨리 사정되는 것을 막으며, 기관지 분비물이 많은 것을 줄여 진해거담 작용을 한다.

특히 오미자를 끓일 때 인삼을 함께 넣으면 중추신경계 조건반사에 영향을 미쳐서 기억력을 증대시킨다. 뇌파를 자극하고, 대뇌피질의 흥분작용과 억제작용을 조절시킨다.

아토피 피부염

아토피atopy는 '이상한strange' 혹은 '부적절한out of place'이라는 의미가 있는 용어로, 음식물 또는 흡입성 물질에 대한 알레르기 반응이 유전적으로 발생하는 경우를 말한다. 1925년 미국의 A. 코카가 선천적으로 음식물과 흡입성 물질에 대한 알레르기 반응의 결과로 피부염이나 천식, 고초열이 나타나는 경향을 아토피라고 기술한 이후부터 쓰이게 되었는데, 아토피성 질환에는 아토피 피부염 이외에 천식, 알레르기성 비염, 알레르기성 결막염 등이 있다.

아토피 피부염은 일반적으로 알레르기 체질을 가진 사람들에게 발생하는 질환이며 심한 가려움증을 호소하며 손톱으로 긁어 피부가 짓무르고 염증이 생기고 만성 습진 증상과 비슷한 난치성 피부병이다. 붉은색과 홍반을 보이며 백색의 비듬과 같은 각질이 생기기도 한다. 태열이라고도 불리며 주요 증상은 심한 가려움, 피부 건조, 발진, 진물, 부스럼, 딱지 등인데 가장 심한 것이 가려움증이다.

원 인

서양의학에서는 아토피 피부염의 원인은 확실하지 않으나 대부분 가족 발병률이 높은 선천성 소인과 면역결핍으로 보고 있다. 특히 환경 인자, 예를 들면 먼지, 화분, 식사성 항원에 대해 피부나 점막이 비정상적으로 과민 반응을 나타내는 데 있다.

아토피 피부염의 한의학적인 원인으로는 크게 선천적 요인과 후천적 요인이 있다.

선천적 요인으로 태열은 엄마가 임신 중에 맵고 뜨거운 열성 음식을 많이 섭취하였거나 스트레스나 분노 등으로 심장에 열이 많아 발생하였거나, 과다한 성생활 등으로 태아에 열이 쌓이는 등의 여러 원인으로 발생하였다고 볼 수 있다.

후천적 원인으로는 자연식품을 섭취하지 않고 각종

식품 첨가물이 첨가된 인스턴트 가공식품, 몸에 맞지 않는 분유나 우유 같은 유제품의 복용, 기름에 튀긴 음식, 과다한 육류 섭취 등으로 혈액이 탁해지면서 면역기능 또한 약해져서 발생한다.

증 상

나이와 함께 증상이 조금씩 변화하는데 전 기간을 통해 심한 가려움증이 있다.

| 유아기 |

유아기 아토피 피부염은 보통 생후 2개월부터 2년 사이에 급성습진의 형태로 나타나며, 양쪽 볼에 심한 가려움증이 있는 습윤성 붉은 반점이 발생하고, 가슴, 얼굴, 두피, 목, 사지의 신전부에 홍반을 띠는 조그만 장액성 소구진과 진물이 생겨 황색의 딱지가 있는 것이 특징으로 어떤 유아에서는 매우 건조한 피부에 가려움증 및 재발성 감염증이 나타가기도 한다.

지루성 피부염과 감별이 매우 어려우며 때로는 피부가 심하게 건조하여 2차적으로 습진화의 가능성도 있다. 이 시기의 아토피성 피부염은 잘 낫지 않으며 재발을 되풀이하고 만성화되므로 단순히 대증치료인 스테로이드 연고의 남용이나 항생제 사용보다는 내부적인 요인을 확실히 제거하는 한의학적인 근본치료가 중요하다.

| 유소아기 |

2세에서 10세까지의 유 · 소아에게선 주로 팔오금에 홍색구진, 인설, 짓무름, 혈가 등을 포함하는 태선화 국면으로 건조형 습진으로 변한다. 몸 전체의 피부가 건조해서 거칠어지고 모공이 뚜렷해져서 닭살처럼 되는 소위 아토피성 피부 상태가 된다.

얼굴, 목, 체간, 사타구니나 둔부에도 마찬가지 국면이 생기며, 이 밖에 체간, 사지 신측에 쌀알 절반 크기의 약간 단단한 적갈색 구진의 다발산재를 주로 하는 습진형도 알려져 있다.

심한 가려움으로 심하게 긁어 상처를 입기도 하고, 눈과 귀 주위를 중심으로 인설과 부종, 붉은 반점 등이 흔하게 나타난다.

| 사춘기, 성인기 |

유 · 소아 때부터 계속되거나 이 시기에 이르러 비로소 발현하기도 한다. 위에 기술한 소견에 색소침착이 있고, 피부의 비후나 소혼이 뚜렷하며 건조성이다.

이마, 목 주위, 가슴부위, 손목, 팔꿈치, 오금에 분포하는데 백내장을 합병하는 예도 있다. 또한 전신성이 아니고, 사지의 접히는 부위에 부분적으로 태선화 병변을 보이거나 손의 습진 또는 화폐상 습진의 형태를 취하기도 한다.

아토피 환자의 50퍼센트는 두 돌 이내에 증상이 없어지지만 25퍼센트는 청소년기까지 증상이 나타나며 나머지 25퍼센트는 성인이 되어도 증상이 없어지지 않고 계속된다. 다만 공기나 물, 토양, 음식물 등의 오염으로 요즈음은 점점 청소년기나 성인이 되어서도 증상이 나타나는 예가 많이 늘었다.

일반적인 치료

일반적으로 서양 의학적 치료는 완치를 목표로 하기보다는 유발 인자를 피하고 적절한 치료를 통해 증상을 조절해나가는 치료를 사용하는데 주로 스테로이드제나 항히스타민제, 항생제, 보습제, 진정제, 신경안정제 등을 사용한다.

- Aluminum acetate(Burrow 용액)로 삼출이 일어나는 피부 부위에 압박을 가하여 20분씩 하루에 4~6회 바르고, 연화제로 Oatmeal(Aveno, Oilated aveeno)을 사용하거나 피부윤활배스를 하기도 한다.
- 습진에 제일 먼저 사용하는 치료방법은 부신피질 호르몬제제를 국소적으로 사용하나, 연고제는 단지

급성 삼출성 병변에 일시적인 효과를 가질 뿐이며 경구제는 장기간 사용으로 말미암아 여러 위험과 내성을 일으킬 수 있어 주의를 요한다.

- 가려움증이 심한 경우 항히스타민제를 사용한다. 이 약은 광범위한 병변에 심한 가려움증이 있는 유・소아에 사용할 수 있다. 일차 선택 약으로 Hydroxyzine을 사용한다.
- 전신적으로 스테로이드를 장기간 사용 시 아토피 피부염의 치료에 별 효과가 없으며 급성일 때만 단기간으로 prednisolone을 40~60밀리그램 매일 주기 시작하여 10~14일 내에 용량을 점차 감량하여 사용한다.

생활요법과 한방치료

아토피를 《동의보감》에서는 '태열'이라고 하는데, '태열'의 '태'는 태아 때부터, 즉 선천적 체질에 의해 생긴다는 뜻이고, '열'은 열성 경향을 띤

다는 뜻이다. 이는 평생 아토피 경향에서 벗어날 수 없다는 얘기인데, 신생아의 70퍼센트는 초기에 자연 치료가 되지만 벗어날 수 없는 선천적 굴레가 있기 때문에 노인이 되면 노인성 소양증으로 다시 고생할 수도 있다. 그렇지만 후천적으로 열을 더 조장하지만 않는다면 아토피 현상을 다소 완화시킬 수는 있다.

열을 더 조장하지 않기 위해서는 첫째, 정서적으로 안정해야 하고, 둘째, 열성 음식을 피해야 하며, 셋째, 환경적으로 열이 생기지 않게 하여야 한다.

열성 음식이란 열로 끓인 음식을 이야기하는 것이 아니라 식품 자체의 성질이 열성이라는 의미이다. 예를 들어 냉동실에서 꽁꽁 언 아이스크림은 냉성식품이 아니라 칼로리가 높으므로 열성식품이다. 따라서 아이스크림은 물론 코코아, 초콜릿 등도 모두 피해야 한다.

육류 중에서도 열성이 강한 것은 피해야 한다. 살코기보다 기름기 많은 육류가 여기에 속한다. 아토피에 육류보다 생선이 안전하다고 하지만, 생선 중에서도 등 푸른 생선은 머리를 좋게 하고 노화를 방지하는 작용이 있기는 하나 흰 살 생선보다 열성이 강하기 때문에 제한하는 것 좋다.

섬유질이 풍부한 채소와 과일을 많이 섭취해야 하지만, 채소나 과일 중에도 열성과 냉성이 있기 때문에 잘 구분하는 것이 중요하다. 예를 들어 마늘, 생강, 쑥, 부추 등은 열성이고, 오이, 가지, 미나리, 수박 등은 냉성이다. 따라서 냉성 채소, 냉성 과일이 좋으며, 특히 감자와 연근이 가장 권할 만하다.

감자의 껍질과 눈은 제거하고 생즙을 내어 윗물은 버리고 앙금만을 공복에 먹거나 연근 생즙에 맛 좋은 음료를 섞어 먹기 수월하게 만들어 공복에 마시도록 한다. 곡류 중에도 찹쌀은 열성이므로 멥쌀을 먹되 보리, 콩, 녹두 등이 더 냉성 곡류이므로 될 수 있으면 혼식을 하는 게 좋다. 특히 녹두지짐을 하면서 치자열매에서 우러난 물로 노랗게 물들여 먹으면 좋다.

열은 음식에 의해서만 조성되는 게 아니라 정서적으로도 조장될 수도 있다. 따라서 열을 받는 상황을 피해야 한다. 아울러 열은 환경적으로도 조장될 수 있으므로 실내온도를 적정선으로 낮춰 될수록 서늘하게 하고 너무 건조하지 않게 해야 한다. 카펫과 드라이플라워를 없애고 애완동물을 키우지 않는 등 주변 환경을 청결하게 해야 한다.

목욕은 뜨거운 욕탕보다 샤워 위주로 하되 때밀이 수건이나 비누를 덜 쓰도록 하고, 샤워를 끝낼 때 시원한 물로 헹궈 몸의 열기를 빼야 한다.

속옷은 매일 깨끗하게 갈아입고 자주 세탁하여 어느 정도 시간이 지난 속옷을 입도록 하고, 면으로 만든 게 좋다. 이부자리나 베갯잇은 자주 햇볕에 말리도록 하고, 베갯속에 메밀이나 새털 등은 쓰지 않도록 해야 한다.

아울러 다음과 같은 방법이 도움된다.

외용 방법으로는 첫째, 귀리를 끓인 물로 몸을 씻는

다. 둘째, 빵을 부풀리는 데 쓰이는 이스트를 2~3티스푼 떠서 커피 잔 한 잔 정도의 찬물에 타 거즈에 적셔 환부를 토닥토닥 두들긴다.

내복 방법으로는 첫째, 연근을 생즙 내어 주스에 타서 먹는 게 좋다. 둘째, 생지황의 생즙이 좋다.

생지황은 보혈補血 약재이기 때문에 아이의 성장과 면역력 강화를 위해서도 매우 도움이 되는 약재이다. 따라서 생지황을 생즙 내어 1일 20cc를 종일 여러 차례 나누어 소량씩 먹인다. 주스 등의 음료에 타서 먹어도 좋다.

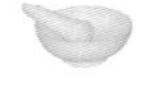

주요 처방

한의학에서는 내적인 열熱이나 담痰, 풍風 등을 없애고 외용으로는 한방 보습 크림제를 단계별로 사용한다.

| 변증약 |

① 해독解毒 – 황련해독탕黃蓮解毒湯, 형방패독산荊防敗毒散, 만병해독단萬病解毒丹 등

② 옹저癰疽 – 탁리소독음托裏消毒飮, 선방활명음仙方活命飮, 십육미유기음十六味流氣飮 등

| 스테로이드 금단증후군을 치료할 때 |

① 청열淸熱 – 방풍통성산防風通聖散

② 자음滋陰 – 육미지황탕六味地黃湯, 대영전大營煎, 경옥고瓊玉膏 등

③ 행기行氣 – 육울탕六鬱湯

| 체질별 치료 |

① 태음인太陰人 – 갈근해기탕葛根解肌湯, 열다한소탕熱多寒少湯 등

② 소양인少陽人 – 형방패독산荊防敗毒散, 숙지황고삼탕熟地黃苦蔘湯 등

③ 소음인少陰人 – 거풍산祛風散, 십전대보탕十全大補湯 등
④ 태양인太陽人 – 오가피장척탕五加皮脊壯湯 등

| 외용약 |

① 소독消毒 – 금은화金銀花, 어성초魚腥草, 포공영蒲公英 등
② 소양감瘙痒感 – 사상자蛇床子, 지부자地膚子, 백선피白鮮皮 등
③ 진물 – 황련해독탕黃蓮解毒湯, 고삼苦蔘, 유근피柳根皮 등

스테로이드를 장기간 사용한 경우 또는 몸에 독소가 많은 경우에는 태열치료, 해독처방, 좌약 등의 해독치료를 한다.

스테로이드 치료를 하지 않았거나 해독치료를 한 환자의 경우는 거풍, 청열, 양혈, 해독, 거습담, 소염, 윤피부작용의 변증한약처방으로 치료를 한다. 스테로이드제를 많이 사용한 사람은 스테로이드제를 치료를 중단할 때 나타나는 '스테로이드 금단 증후군'이

나타나는 경우도 있다. 이런 경우 한 달을 목표로 한방치료를 받으면서 사용량을 줄이다가 끊으면 스테로이드 금단 현상 증후군이 고통을 최소화할 수 있다.

알레르기와 독소

현대사회에서 정기를 약화시키고 음액을 고갈시키는 중요한 원인은 바로 생활 속에서 인체로 들어오는 여러 가지 독소라고 할 수 있다.

매순간마다 생명을 유지하는 데 필수적인 공기는 자동차 매연, 아스팔트와 타이어의 마모로 발생하는 미세한 가루, 공장에서 나오는 독성 연기로 말미암아 심하게 오염되었다. 물 또한 공장과 가정에서 쏟아져 나오는 여러 가지 화학물질에 오염되었고, 최첨단 정수시설을 거치고 나서도 100퍼센트 정화하기 어려운 상태이다.

또한 소위 전자스모그도 인체에 심각한 영향을 주고

있는데 TV, 냉장고, 컴퓨터, 전자레인지, 휴대전화 등에서 전자파를 발생시켜 인체의 전자기장을 심각하게 교란하고 있다. 휴대전화 송신탑도 매우 심각하게 인체의 건강을 위협하고 있는데 송신탑 근처에 사는 사람들에게 암을 포함한 많은 질환이 발견되기도 한다.

식물 재배에 사용되는 독성이 강한 살충제와 제초제와 같은 화학물질은 토양을 오염시키고 식물 내부에 스며들어 씻어도 제거되지 않기 때문에 음식물이 체내에 들어올 때까지 남게 된다.

또 음식을 제조하는 과정에서 식품의 보관기간을 늘리거나 보기 좋은 색상을 내거나 부족한 맛을 보강하기 위해 사용하는 첨가물은 체내에 심각한 영향을 미친다. 첨가물 못지않게 건강을 심각하게 해하는 것은 소금이다. 과도한 소금섭취는 부종을 유발하고 신장에 부담을 주며 혈압을 높이고 미각을 무디게 하여 결과적으로 음식을 과다 섭취하게 하므로 소화과정을 방해한다.

육류는 현대사회에 들어 섭취량이 늘어난 음식 중 하나인데, 과도한 동물성 단백질 섭취는 체내에서 독으로 작용한다.

사자나 호랑이 같은 육식동물은 소화관이 짧아서 고기를 소화시키고 나서 빨리 배출하게끔 되어 있지만, 사람의 소화관은 그 길이가 길어서 동물성 단백질을 섭취하기 쉽게 설계된 것이 아니다.

사람에게 이상적인 식단은 식물을 주로 섭취하면서 소량의 동물성 단백질을 섭취하는 것이다. 또한 나이가 들수록 동물성 단백질을 소화할 수 있는 능력이 떨어지는데, 소화가 제대로 되지 않은 고기는 체내에서 독성을 남긴다.

육류나 유제품에 포함된 동물성 지방은 나이가 들고 소화효소가 효과적으로 작용하지 않으면 제대로 소화되지 않는다. 일반적으로 식용을 위해 사육되는 가축은 항생제나 성장촉진제를 넣은 먹이를 먹고 자라는 예가 많아서 이러한 약물 성분이 고기나 우유에

그대로 남아 음식으로 섭취되고 결과적으로 체내에 독성을 남기게 된다.

육식과 함께 현대인의 건강을 가장 위협하는 요소는 바로 당분이다. 최근의 소아 질병 자료를 보면 어린이들의 과다한 당분 섭취로 성인이 되었을 때 당뇨병, 골다공증, 심장병 등에 걸릴 확률이 높은 것으로 조사되었다고 한다. 어린이들의 과다한 당분 섭취는 당분이 많은 주스, 콜라, 사이다 등의 섭취가 주요원인이며, 영양가가 없이 칼로리만 높은 감자튀김, 피자, 마카로니, 치즈 등을 과다 섭취하여 몸에 필요한 성분은 채우지 못하고 체중만 계속 늘고 있다고 한다.

정제된 당분은 몸에 들어와 독소가 되어 인슐린을 지속적으로 과다 분비되게 만들어서 결과적으로 당뇨병, 고혈압, 고지혈증, 심장병, 비만 등의 질환을 일으킬 가능성이 큰 이른바 신드롬 X를 유발하게 된다.

Chapter 2

디톡스

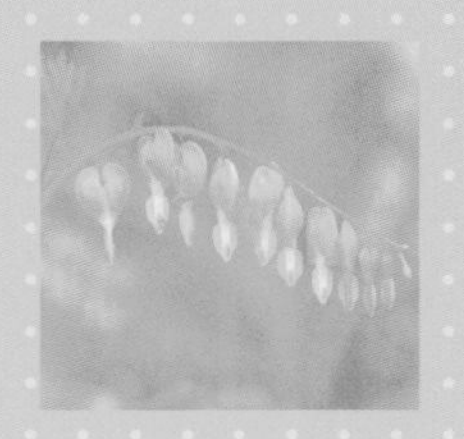

- 디톡스란?
- 독소의 종류
- 내 몸은 독소에 얼마나 중독되어 있을까?
- 몸속의 독소 어떻게 제거할까?(디톡스 요법)
- 디톡스에 도움이 되는 식품
- 먹으면 독이 되는 식품

디톡스란?

'Detoxification' 또는 'detox'란 간단하게 말해서 신체로부터 독성물질을 제거하는 것을 말한다. 기존 의학에서 디톡스는 투석이나 킬레이션 요법과 같은 인공적인 방법으로 행해지기도 하며, 약물이나 알코올과 같이 오랫동안 사용된 중독 물질을 중단함으로써 인체의 항상성을 회복시키는 것을 의미하기도 한다.

대체의학에서는 여러 가지 식이요법과 관장요법, 허브를 이용한 기생충 제거와 오일을 이용한 담즙배설요법, 고농도의 비타민과 유산균투입 등의 방법을 사용하고 있다.

디톡스에 관해서는 매우 다양하고 전문적인 내용이 있으나, 우선 해독에 있어 가장 대표적인 4가지 부분에 대해 개략적으로 설명하기로 한다.

기생충

예로부터 인간에게 가장 해로운 독소 중 하나가 바로 기생충이며, 디톡스의 대표적 대상이라고 할 수 있다. 과거 위생상태가 좋지 않았던 시절에는 많은 어린이가 회충으로 배앓이를 하고, 머리에는 이가 서식했던 적이 있다. 지금도 민물 생선을 잘못 먹고 간디스토마에 걸려 사망하는 경우가 발생하기도 한다.

이외에도 진드기와 모낭충은 알레르기 피부염을 일으키기도 하고, 진드기의 입속에서 분비되는 독소 탓에 고열이 나타나기도 한다. 장내에 서식하는 장흡충은 과민성장증후군과 크론병을 일으킬 뿐만 아니라 몸 안에서 아이소프로필알코올을 만나면 간에서 암을 발생시킨다고 한다.

따라서 원인을 알 수 없는 각종 만성질환을 앓고 있거나 암이 있을 때 기생충을 제거하는 것이 중요한 선행 치료라고 할 수 있다.

미국 대체의학에서는 흑호두껍질, 쓴 쑥, 정향을 이용하여 기생충을 제거하고 있다.

장내독소

장내독소는 굉장히 포괄적인 범위를 아우른다. 장에 서식하는 박테리아가 약 500종에 이른다고 하며 이 세균들의 절대다수가 산소 없이 살아가는 혐기성 균주이기 때문에 일반적인 배양방법으로는 분리되지 않아 대변배양검사에서 문제가 되는 박테리아를 찾아내기가 어렵다. 또한 이들은 독성반응이나 면역반응을 일으키는 주범으로 인식된다.

이스트와 같은 곰팡이도 장내 중요한 독소 중 하나이다. 평소에 과일이나 탄수화물을 즐겨 먹는 사람은 장내에 곰팡이가 많이 서식하며, 특히 항생제 복용으로 장내 유산균이 죽으면 곰팡이가 더 많아져 심각한 문제를 발생시킨다.

곰팡이는 장내에서 알코올을 만들어내며 이러한 알코올은 인체의 해독체계에 주된 역할을 하는 '시토크롬P450'이라 불리는 일단의 효소들에 악영향을 끼치게 되며, 아세트아미노펜과 같은 비교적 무해한 물질의 독성을 강화시키는 결과를 가져오고, 주요 효소들의 활동을 방해하여 지방산을 호르몬으로 변화시킬 수도 있고 결과적으로 암을 유발할 수도 있다. 또한 곰팡이는 장내에서 여러 가지 유기산을 만들어 독성 알레르기 반응을 일으키고 인체의 해독기능을 방해한다.

이러한 장내 세균 불균형 문제를 'dysbiosis'라고 부르며, 이스트가 없는 식단과 함께 곰팡이를 죽일 수 있는 천연 식품(마늘, 오레가노 오일, 카프릴산, 자몽씨 추출액 등)을 복용하고, 양질의 유산균과 식이섬유를 섭취하여 호전시킬 수 있으며, 관장요법을 시행하기도 한다.

곰팡이가 있을 때 나타나는 증상은 불안, 불면증, 변비, 근육약화, 공황장애, 집중력저하, 피부발진, 소화장애, 조급증, 방광염 등이다.

중금속

수은, 납, 알루미늄과 같은 중금속의 체내 축적은 소아과, 내과, 피부과, 신경과, 산부인과 등 모든 전문 의료영역에 걸쳐 그 심각성을 드러내고 있다.

중금속에 중독되면 피로하고 피부에 습진이 나타나며, 과민성 장증후군이 생기며, 아이들은 주의력과 학습능력 그리고 행동에 장애가 나타나며 발작이나 자폐증이 생기기도 한다.

이러한 중금속은 우리 생활 속에서 여러 가지 경로로 인체에 축적된다.

치과 치료용 아말감에는 엄청난 양의 수은이 들어 있으며, 참치와 같은 큰 생선에도 수은이 들어 있다. 아이들이 가지고 노는 장난감에는 납이 함유된 페인트가 사용되고 도자기의 유약이나 유연 휘발유에도 납이 들어 있다. 또한 예방접종에 사용되는 티메로살 함유 백신들을 통해서도 수은에 노출되어 많은 문제를 일으키고 있다.

이러한 중금속은 모발검사 등을 통해 확인할 수 있으며, DMSA, EDTA, DMPS 등을 이용한 킬레이션 요법과 알파 리포산, 아연, 셀레늄, 비타민E, B6, 타우린, 글루타치온 등을 섭취하는 영양요법, 마늘, 클로렐라, 스피루리나 등의 식이요법 등을 통해 교정할 수 있다.

간 기능 장애

간은 인체에서 해독기능을 담당하는 기관인데, 해독의 기전은 크게 두 가지를 들 수 있다. 첫 번째는 체내 노폐물인 콜레스테롤과 죽은 혈색소의 최종산물인 빌리루빈 등을 담즙의 형태로 배설하는 것이다. 담즙은 콜레스테롤을 함유하고 있어 담낭 내에서 굳어지기 쉽고, 굳어진 담즙은 담석을 만들기도 하며, 담도의 소통을 방해하기 쉽다. 이러한 담즙을 다량으로 배출시켜 담도 내의 찌꺼기를 배출시켜주는 것이 대체의학에서 말하는 소위 간 해독요법이며, 올리브유와 엡솜염 등을 이용하여 실시한다.

두 번째 해독기전은 시토크롬 P450류의 효소계를 이용한 수산화 과정인 phase1과 글루타티온, 글루크로닉 산, 황, 글리신 등의 접합반응을 통한 phase2를 거쳐 지용성 독소를 수용성 물질로 변환시켜 소변이나 땀으로 배설하는 일련의 과정인데, 각종 약물과 중금속, 호르몬 등이 이 과정을 통해 해독된다.

흔히 말하는 간 기능 검사는 독소를 제거하는 간의 능력을 평가한다기보다는 약물이나 알코올 복용 등으로 간이 입은 손상 정도를 검사하는 것이라는 면이 더 크다.

이러한 2단계의 해독 기능에 대한 검사는 카페인과 아세트아미노펜, 아스피린을 복용하고 나서 타액과 소변, 혈액을 측정하여 각각의 물질이 해독된 형태를 측정하면, 이 물질들과 그 밖의 대부분의 독소 그리고 신진대사의 부산물들을 처리하는 해독기능의 능률에 대해 올바른 평가를 할 수 있다.

해독기능이 떨어지는 경우 글루타티온, 비타민C, B5, B6, B12 등을 주사하거나 경구 투여하는 방법을 사용한다. 해독능력 저하로 발생하는 일반적인 증상은 만성피로, 두통, 관절통과 근육통, 만성적인 가래, 운동 후 극심한 피로감 등이다.

독소의 종류

체외에서 들어오는 독소

우리 주변에 독소가 얼마나 많은지 또 그것들이 어떻게 몸에 들어와 쌓이는지는 주변을 조금만 돌아보면 어렵지 않게 알 수 있다.

오염된 환경과 불규칙한 식생활, 화학조미료나 방부제로 범벅된 먹을거리와 인스턴트식품, 술과 담배, 약물남용, 유해전자파와 자외선, 물에 좀처럼 씻기지 않는 농약과 제초제까지 우리 식탁과 건강을 위협하는 독소는 사방에 널려 있다.

이러한 독소는 위장관과 간, 담낭, 림프관, 폐, 신장, 방광, 피부 등을 위협한다.

그 중에서도 가장 문제가 되는 것은 오염된 식품이다. 패스트푸드와 기름에 찌든 음식은 독소의 주범이다. 이런 음식은 제대로 소화되지 않고 위와 장에 남아 독소를 만들어낸다. 이것들이 제대로 배출되지 않으면 몸이 무겁고 나른하며 이유 없이 피곤하고 몸 여기저기에 군살이 붙으며, 원인을 알 수 없는 알레르기 증상을 일으킨다. 이럴 때는 섬유질이 풍부한 디톡스 식품을 많이 섭취해 몸속 노폐물을 섬유질과 함께 배출시켜야 한다.

현대인을 공포로 몰아넣는 또 다른 독소는 바로 중금속과 환경호르몬이다. 독성이 있는 중금속과 화학물질이 몸으로 들어오면 전반적인 신체 기능이 떨어지고 면역력이 약화된다.

페인트나 유리, 통조림 등에 무심히 노출되면 몸에 중금속이 축적될 수 있다. 또 일회용 용기나 플라스틱 용기처럼 편리하게 쓰는 각종 용품에서 발생하는 환경호르몬도 건강을 위협한다. 따라서 될 수 있으면 일회용품 사용을 자제하여 독성물질이 몸에 축적되지 않도록 주의하는 것이 좋다.

일단 몸을 해독하고 나서는 호전된 신체 기능을 유지하는 것이 중요하다. 몸으로 새로 들어오는 독소 양을 줄여야 해독효과가 높아지기 때문이다. 이때 가장 중요한 것이 식습관 개선이다. 라면이나 햄버거와 같은 인스턴트식품을 먹지 않는 것이 좋으며, 농산물을 고를 때에도 저농약, 유기농 식품을 선택하고, 화학조미료는 전혀 먹지 말아야 한다. 또 적절한 단백질과 함께 비타민, 미네랄 등을 고루 섭취하는 것이 바람직하다.

콜레스테롤이 많이 함유된 동물성 지방이나 혈중 콜레스테롤을 증가시키는 당질 식품 섭취를 줄이는 것 또한 간 해독 이후 간을 깨끗하게 유지하는 비결이다. 폭음과 폭식은 절대 금물이며, 편식, 과식을 하지 말고 적당한 운동을 꾸준히 병행해야 한다.

Ⅲ 독성이 신체 구조에 미치는 발현증상

- 중추신경계: 인식장애, 기억력 감소, 사지 저림
- 면역계: 잦은 감기, 야간 발한, 급성 알레르기
- 위장관계: 부종, 동통, 설사, 트림, 불쾌한 냄새
- 근골격계: 저림이나 진통 등 지각이상, 동통, 무력감, 피로
- 감각: 어지럼증, 후각 예민
- 피부: 두드러기, 습진, 소양증

일상생활에서 중독되는 중금속 | 납 |

페인트, 수도 파이프의 연결부위, 도자기, 화장품, 신문지, 건전지, 전기 · 전자제품, 어린이 장난감, 공장폐수, 매연, 머리 염색약, 낚시 추 등을 통해 인체에 유입된다.

기억력 감퇴, 지능 저하, 청각 손실, 간 기능 장애,

신장 기능 장애, 체중 감소, 설사, 복부 통증, 반신불수, 무력감 등을 일으키며 면역 불균형을 초래한다.

| 수 은 |

어류, 페인트, 온도계, 살균제, 일부 이뇨제, 연고, 소독약, 방부제, 왁스, 일부 화장품, 도금 금속, 플라스틱, 산업 폐기물, 하수 오물 등을 통해 인체에 유입된다.

체내에 수은이 축적되면 신장 기능을 약화시켜 신장병, 피로, 소화불량, 빈뇨, 유산, 불임, 우울증, 기억력 감퇴, 불안, 초조, 고혈압, 두통, 다발성 경화증, 구강궤양을 일으키며 면역기능을 떨어뜨려 바이러스와 박테리아 감염을 유발한다.

| 알루미늄 |

수돗물 정수에 사용하는 황산알루미늄, 음료수, 알루미늄 캔, 통조림, 음식첨가물, 아스피린, 방취제, 알

루미늄 포일, 취사도구, 베이킹파우더 등을 통해 유입 된다.

알루미늄은 위장관 흡수에 영향을 주고 뇌에 축적 되어 치매, 알츠하이머, 중추신경장애, 골연화증, 골다공증 등을 유발한다.

| 비 소 |

제약, 화학, 반도체 등의 공장폐수, 농약이 주요 원인으로 토양과 물, 농수산물을 통해 유입된다.

두통과 졸음, 손톱 약화, 반점, 체중감소, 허약, 갑상선종, 신경통, 지각장애, 근육수축, 간질 발작, 지방간, 간경화증, 심장비대, 피부암 등을 일으킬 수 있다.

| 카드뮴 |

담배 연기, 합성수지 제품, 자동차 타이어, 시멘트,

석탄, 금속가공, 전기도금 등에 섞여 배출되며 신장 기능 장애, 골연화증, 피로, 고혈압, 철결핍성 빈혈, 다리통증, 류머티스 관절염, 과칼슘뇨증 등을 유발한다.

| 니 켈 |

니켈은 주로 담배 연기나 식수, 보철, 귀금속, 전기장치, 합금공장 등을 통해 흡수되며, 뇌세포 퇴화, 폐의 부기와 출혈, 심장병, 기관지암 등을 유발하는 것으로 알려져 있다.

| 구 리 |

구리 파이프를 통해 오염된 식수, 치아 충전, 구리가 함유된 플라스틱 및 전자제품 등이 오염원이다.

구리는 철분과 결합해 인체의 해독 능력 상실, 적혈구 생성 능력 상실, 에너지 대사 능력 상실 등을 불러일으킨다.

체내에서 만들어지는 독소

흔히 독은 외부에서만 들어온다고 생각한다. 그러나 밖에서 들어오는 독보다 안에서 만들어지는 독이 더 무서울 때가 잦다. 이 독은 신진대사 과정에서 생기는 노폐물이 독이 되어 쌓이는 것이다.

인체의 생화학적 활동, 세포 활동, 신체 활동 과정에서는 배출해야 할 물질이 만들어진다. 장 내 세균이나 외부 세균, 효모, 기생충 같은 미생물도 마찬가지이다. 생각이나 감정, 스트레스 역시 생화학적 독성을 증가시킨다. 그런데 생체리듬이 어그러지면 이들이 제때 배출되지 못하고 몸에 쌓여 세포와 조직을 자극하거나 염증을 일으킨다. 그렇게 되면 세포와 장기를 비롯해 전반적인 신체기능이 떨어진다.

앞에서도 얘기했듯이 해독의 가장 중요한 과정은 장에서 이루어진다. 몸속에 쌓인 독소가 정상적으로 배출되려면 장이 건강해야 한다. 간 해독을 했어도 장이 깨끗하지 않으면 독소가 다시 몸으로 흡수될 수밖에 없다.

《동의보감》에서도 장이 깨끗하면 머리가 맑아진다고 했듯이 장내 유해 세균과 노폐물, 숙변 등이 말끔히 배출되어야 몸이 깨끗해진다. 특히 숙변은 몸속에서 발생하는 독소의 원흉이다.

대장의 기능이 약해지면서 수분흡수나 배설기능이 흐트러지면 변비가 생긴다. 이로써 장내에 대변이 쌓이고 이것이 단단하게 굳으면 숙변이 되어 대장 벽에 들러붙는다. 숙변이 자꾸 쌓이다 보면 대변이 지나가야 할 대장이 가로막혀 부패가 일어나는데, 이때 독소가 발생한다. 이를 해결하기 위해서는 장세척으로 숙변을 제거해 독소를 빼내고 장내 영양 흡수 기능을 높여 면역기능을 강화해 장내 연동운동의 기능을 활성화해야 한다.

간을 보호하는 것도 몸에서 발생하는 독소를 제거하는 중요한 방법 가운데 하나이다. 간은 몸의 해독기능을 총괄하는 기관으로, 간 기능은 몸의 모든 대사활동에 직간접적인 영향을 미친다.

간이 건강해야 몸 전체에 독소가 쌓이지 않는 것은 두말할 필요가 없다. 술과 담배를 멀리하는 것은 물론이고 양분을 적당히 섭취하며 휴식을 충분히 취하는 것이야말로 간을 사랑하는 방법이다.

만병의 근원인 스트레스도 마찬가지다. 스트레스가 쌓이면 면역력이 떨어지고 몸의 독소를 배출하는 기능이 약해진다. 면역력이 저하하면 만성피로, 홍조, 구취, 기미, 주근깨, 여드름, 알레르기 같은 질병이 우후죽순처럼 생겨난다. 평소 긍정적으로 생각하고 마음의 여유를 갖는 훈련을 거듭하다 보면 어렵지 않게 스트레스를 없애는 기술을 터득할 수 있다.

내 몸은 독소에 얼마나 중독되어 있을까?

본격적인 해독에 들어가기에 앞서 내 몸의 독소 중독 여부를 점검해보자.

카페인이 많은 커피나 홍차, 설탕, 사탕, 초콜릿, 청량음료, 밀가루 음식, 튀긴 음식을 좋아하는 사람이라면 특히 신경 써서 점검해야 한다. 그 밖에 즉석식품이나 통조림, 라면, 냉동식품 같은 가공식품을 즐겨 먹고 육식을 많이 하는 사람도 꼼꼼히 살펴봐야 한다.

환경도 음식 못지않게 중요하다. 도시에 살며, 운전을 하고, 휴대전화와 컴퓨터를 사용하며, 담배를 피우고, 에어컨과 방향제, 살균제 등을 장기간 사용하거나 정기적으로 수영장에 다니는 사람도 그렇지 않은 사람보다 더 디톡스에 관심을 둬야 한다.

고압전선 가까이에 살거나 알루미늄 식기를 사용하는 사람, 가정이나 직장에서 스트레스를 많이 받는 사람도 요주의 대상이다.

독이 쌓이면 나타나는 적신호들

:: 손발이 저리고 피로가 가시지 않는다

몸에 독소가 쌓여 효소의 기능이 저하하면 제대로 소화, 분해되지 못한 지방이나 단백질 등이 혈액에 섞여 흐르기 때문에 피가 탁하고 걸쭉해진다.

피가 탁해지면 냉증, 피부노화, 요통 등이 생길 수 있으며, 손발이 저리거나 기억력이 떨어지고 피로가 가시지 않는다. 따라서 몸 곳곳에서 적신호가 켜지지 않는지 항상 살펴보아야 한다.

:: 온몸이 뻐근하고 부종이 있다

혈액의 노폐물을 체외로 배출하는 일을 하는 림프액은 근육수축운동을 통해 몸을 순환하게 된다. 하지만 혈액순환이 나빠져 근육의 운동력이 떨어지면 림프의 흐름이 막혀 부종이 발생한다. 따라서 근육이 뻐근하면서 얼굴이 푸석푸석해지고 몸이 붓지 않는지 잘 점검해야 한다.

:: 변비가 생기고 군살이 불어난다

독소가 쌓이다 보면 미처 분해되지 못한 음식 노폐물이 장에 남아 숙변이 된다. 숙변은 장에서 유해가스나 독소를 발생시켜 피부 트러블을 일으킨다. 여드름이나 칙칙한 피부, 두껍고 거친 피부 모두 독소가 원인인 경우가 대부분이다. 또 변비를 일으켜 간장기능을 둔화시키고 지방을 태우는 대사능력을 떨어뜨린다.

이런 여러 가지 증상이 복합적으로 작용하면 몸에 군살이 불어나는데, 더 큰 문제는 살이 빠지기 어려운 체질로 변한다는 것이다.

:: 노화의 원인인 활성산소를 만든다

노화를 일으키는 활성산소도 몸에 축적된 독소 때문에 생긴다. 스트레스, 흡연, 배기가스, 식품첨가물 등 우리 몸 안팎에서 발생하거나 밖에서 들어오는 독소가 몸에 축적되다 보면 활성산소가 대량 발생하여 노화를 유발한다.

특히 피부 노화는 노화가 시작되었다는 첫 번째 신호이다. 따라서 젊음과 아름다움을 유지하려면 독소부터 제거해야 한다.

독소중독 자가 테스트

다음은 몸에 독소가 쌓이면서 나타나는 대표적인 증상들이다. 각각 해당 사항에 체크해보자. 12개 항목 가운데 4개 이상이 동시에 나타나면 독소 중독을 의

심해볼 수 있다.

- □ 눈이 자주 충혈되고 침침하며 졸린 것처럼 눈꺼풀이 무겁다.
- □ 항상 머리가 무겁고 어지럼증이나 두통, 불면증이 있다.
- □ 뒷목과 어깨가 자주 결리고 아프면서 무거운 느낌이 든다.
- □ 피부 트러블이 자주 생기며 간혹 알레르기 증상이 나타난다.
- □ 이유 없이 속이 메슥거리고 소화불량, 구토 등의 증상이 있다.
- □ 아랫배가 더부룩하며 가스가 자주 차는 느낌이 든다.
- □ 변비와 설사가 불규칙하게 교차하며 배변이 만족스럽지 않다.
- □ 몸이 붓고 소변을 보아도 잔뇨감이 있다.
- □ 체중이 지나치게 불어나 다이어트를 해도 살이 잘 빠지지 않는다.
- □ 계절에 관계없이 천식이나 비염, 기관지염이 잘 생긴다.
- □ 심장이 심하게 두근거리거나 가슴이 답답할 때가 많다.
- □ 만성피로가 심하고 잠을 자도 피로가 쉽게 가시지 않는다.

몸속의 독소, 어떻게 제거할까?(디톡스 요법)

디톡스는 몸의 자연치유력을 복원함으로써 면역기능과 회복능력을 증강하는 자연의학이다. 독한 약물보다는 식습관을 바꿈으로써 체질을 개선하고, 다양한 힐링 요법으로 스트레스에 대한 저항력을 길러줌으로써 몸이 스스로 질병을 예방하고 치료하도록 돕는 것이다.

디톡스를 하면 몸속에 쌓여 있던 독소가 간과 장, 신장, 폐, 피부 등에서 해독되거나 배출된다. 그중에서도 해독의 핵심은 간과 장을 건강하게 하는 것인데, 해독기관인 간의 건강을 호전시켜 본연의 기능을 강화해주면 해독 기능도 되살아난다.

장은 몸속의 노폐물이 발생하고 흡수되는 기관으로 독소와 밀접한 관련을 맺고 있다. 장은 크게 소장과 대장으로 나눌 수 있는데, 그 중에서 소장은 위에서 소화된 음식물 가운에 영양소만 골라서 흡수하고 노폐물을 대장으로 내려 보내는 일을 한다. 따라서 소장의 기능이 떨어지면 바로 이 노폐물 처리 과정에 문제가 생겨 온몸에 독이 쌓이게 된다. 소장에서 내려 보낸 노폐물은 대장을 통해 배출된다. 이렇듯 건강한 장은 우리 몸에 필요한 영양소를 흡수하고 노폐물이나 독소를 제거하는 일을 한다.

불규칙한 식습관과 영양과잉, 운동부족, 환경오염, 각종 스트레스 등은 신체의 저항력을 약화시키고 장 기능을 떨어뜨리는 직접적인 원인이 된다. 이때 장세척, 내장 마사지와 경혈 마사지 등으로 장을 해독하고 숙변을 제거해주면 저하된 장 기능을 회복할 수 있다. 그 밖에 지압이나 부항, 약물 등으로 림프관을 활성화하고 혈액순환을 개선하는 것도 해독 방법으로 활용되며, 운동이나 식이요법 또한 중요한 실천법으로 여겨진다.

해독할 때 식이요법을 병행하지 않으면 장세척이나 약물, 온갖 마사지 등의 해독활동도 일시적인 효과만 있을 뿐이다. 식이요법으로 체질을 개선하고 생활습관을 개선해야 해독효과를 제대로 볼 수 있다.

운동도 해독 프로그램에 반드시 포함되는 방법이다. 적당한 운동은 불필요한 수분을 배출해주고 순환기를 자극해 체액의 흐름을 활성화한다. 또 몸 구석구석에 깨끗한 산소를 공급해 건강하고 행복한 기분을 만끽하게 해준다. 여기에 호흡이나 명상, 기공 등 심리요법을 더해 스트레스를 완화하고 마음을 다스리면 해독효과를 배가할 수 있다.

해독에 대한 관심이 높아지면서 디톡스 요법도 매우 다양해졌다. 대표적인 것들만 꼽아보아도 약초요법, 금식요법, 주스와 식이요법, 장세척을 중심으로

한 대장요법, 장 정화요법, 관장요법, 비타민 C요법, 중금속 중독 치료를 위한 킬레이션 요법, 고열요법 등 하나하나 나열할 수 없을 만큼 많다.

그러나 대부분의 방법이 대체의학인 만큼 개인에 따라 권하는 방법도 다르고, 의료 기관에서 사용하는 방법도 다양하다.

간 해독을 위해 양방에서는 올리브 오일이나 과일 산, 허브, 사하제, 미네랄 성분 등을 사용하고, 한방에서는 간의 지방이나 담즙을 배설시키는 한약을 복용하면서 여러 가지 보조 요법을 병행한다.

양방, 한방을 불문하고 해독을 앞두고는 술과 고지방 식사를 피해야 한다. 보통 금식하며 필요에 따라 가벼운 식사를 처방받기도 한다. 그런 다음 병원에서 처방해 준 해독음료나 한약을 시간에 맞춰 복용하면 된다.

디톡스 요법은 종합병원 부설 비만클리닉이나 웰빙센터, 전문 해독클리닉 등에서 실시하며, 대학병원 부설 한방병원이나 한의원 등 다양한 의료 기관에서 진행한다. 하지만 아직은 종합병원보다는 개인병인이나 전문클리닉에서 활용하는 사례가 많다.

이 가운데 양방에서는 정통 의학 치료에 보완요법을 병행한 맞춤치료를 제공할 때 활용한다. 또 독소제거, 면역기능 강화, 적절한 영양 공급 등을 통하여 자연 치유능역과 재생기능을 강화함으로써 삶의 질적 향상을 도모하는 방법으로도 이용한다.

한방에서는 디톡스가 알레르기의 근본적 치료를 위한 해법으로 인기를 얻고 있다. 또 잘못된 식사습관이나 행동패턴을 바로 잡아 건강하고 자유로운 삶을 추구하도록 힘을 기울인다. 대장과 간을 비롯해 신장과 폐, 림프, 피부 등 해독 기관을 모두 해독하여 장기의 균형을 잡고, 세포 재생을 촉진하여 삶을 더욱 윤택하게 가꿔준다.

알칼리 디톡스 요법

알칼리 디톡스 요법은 3~4주에 걸쳐 시행하는 디톡스 요법으로, 몸속에서 염증과 퇴행성 변화를 일으키는 단백질이나 산화물을 해독하는 방법이다.

이 요법은 생 씨눈과 기장 등이 포함된 과일과 채소 중심의 식단으로 진행한다. 그리고 증기로 찐 신선한 채소를 먹고 나서 보통 허브차를 마신다. 식사할 때는 편안하게 앉아 천천히 오랫동안 씹어 먹으며, 식사 전후에는 몇 분 동안 휴식을 취한다. 모든 식사는 저녁 6시 30분 이전에 끝내고 그 후에는 금식한다.

간 해독 요법

몸에 있는 독소만 제거해도 몸이 한결 가뿐해지고 기분까지 상쾌해진다. 특히 간과 장을 해독하면 체질개선은 물론 질병 예방과 치료에도 탁월한 효과를 기대할 수 있다. 당연히 여기에는 다양한 처치가 병행되어야 한다. 약이나 침, 기공 등 다양한 한의학적 처방이 따르고 여기에 더해 운동이나 식이요법, 생활습관 개선 등이 제시된다. 잘못된 생활습관으로 쌓인 독이라면 라이프스타일을 바꿔야만 근본적으로 해결할 수 있기 때문이다.

간은 원래 몸의 독소 물질을 해독하는 기관이지만 담석, 지방간 등의 원인으로 간 기능이 떨어지면 담즙 생성이 저하되어 콜레스테롤이나 어혈 등의 독소가 쌓인다. 간에 독소가 쌓이면 항상 피곤하고, 뒷목이 뻣뻣한 증상이 나타나기 쉬우며, 알레르기의 중요한 원인이 되고 간경화, 당뇨, 각종 피부질환 등을 일으키게 된다.

간 해독은 담관 내의 콜레스테롤과 노폐물을 제거하는 데 중요한 의미가 있다.

간에서는 하루에 1~1.5리터의 담즙이 만들어진다. 간 해독은 이 담즙의 생성과 분비를 조절해 담즙이 한꺼번에 흘러나오게 함으로써 막힌 담관을 뚫어 담즙 분비를 촉진하는 치료법이다. 담즙이 쏟아져 나올 때

담관에 기생하던 박테리아나 기생충이 씻겨 나가 간 해독 기능을 강화하고 활력을 되찾아준다.

간 해독은 인체 조직이나 장기를 깨끗하게 해주고 면역성을 길러주어 전체적인 건강 증진에 큰 도움을 준다. 간 해독을 하고 나면 12시간 안에 담즙과 불순물이 배출되는 것을 직접 확인할 수 있다. 또 담관이 뚫리면서 담즙 생산의 원료인 콜레스테롤과 지방간 수치가 현저하게 떨어진다. 단 한 번의 디톡스 치료만으로도 피로감이 사라지고 소화 기능과 배출 기능이 좋아지는 것을 체험할 수 있다. 또 독소가 피부 표면을 뚫고 올라오는 피부 트러블까지 사라진다.

간 해독의 효과

- 독소가 피부로 배출되어 생기는 알레르기 증상이 해소된다.
- 해독작용을 강화해 간 기능 회복을 지원함으로써 몸이 가벼워진다.

– 콜레스테롤을 감소시키고 지방간을 해소한다.
– 담관 폐색성 황달이나 담즙성 간경화 같은 간질환을 치료할 수 있다.
– 지방 소화능력이 향상되어 배변 기능이 좋아진다.
– 담이 결리거나 뒷목이 뻐근한 증상이 해소된다.
– 숙변이 제거되어 복부비만 해소 효과가 있다.
– 혈액이 맑아져서 중풍 예방 효과를 기대할 수 있다.

장 해독 요법

장 해독에서 가장 중요한 처치는 장세척이다. 장세척이란 말은 이미 대중화되어서 동네 약국에만 가도 '장세척'이라는 광고 포스터를 쉽게 볼 수 있다. 그러나 장 해독은 단순히 직장을 관장하는 것과는 전혀 다르다.

장 해독은 특수 수액을 주입해 대장의 외벽을 마사지하고 운동력을 강화함으로써 장 기능을 회복하고 숙변을 제거하는 치료법으로, 보통 30~40분 정도 걸리는 장세척과 체질에 따른 한약처방이 병행된다.

장 해독은 신체의 생체리듬을 유지하면서 대장 안에 고여 있는 부패 물질과 숙변, 몸속으로 유입된 독소를 제거하고, 유익한 세균의 균형을 바로잡는다. 대장의 유동성 운동, 흡수 · 배출 기능을 정상화해 신진대사를 원활히 하고 저항력을 키우는 것 또한 장 해독의 주요 목적이다. 또 장 해독을 하면 장 구석구석에 쌓여 있던 지방이 용해되어 배출되므로 신진대사가 원활해져 비만이 자연스럽게 해소된다.

장 해독의 효과

- 수액 팽창에 따른 압력으로 대장 운동이 원활해진다.
- 대장에 서식하는 세균의 밸런스를 조절해준다.
- 숙변을 제거함으로써 변비를 예방하고 개선한다.
- 장내 게실, 폴립, 종양 등을 예방하고 개선한다.
- 여드름을 비롯한 피부 질환과 체질 개선 등의 효과

를 기해할 수 있다.

– 원인을 알 수 없는 과민성 대장 증후군 개선에 효과가 있다.

장 해독을 위한 식이요법

장 해독 기간에는 유산균 음료와 식이섬유를 많이 섭취하는 것이 중요하다. 양배추, 다시마, 미역, 껍질째 먹는 과일, 생채소 등을 많이 먹는다.

| 장 해독 하루 전 |

아침 일반 식사 1/2

점심 일반 식사 1/2~2/3

저녁 플레인 요구르트, 샐러드

간식 물을 가능한 한 많이 섭취

| 장 해독 당일 |

아침 식사는 물만 마시거나 플레인 요구르트 1~2개

점심 플레인 요구르트 1~2개

저녁 죽과 과일

간식 물을 가능한 한 많이 섭취

※ 장 해독 전후 3~4시간 금식한다.

| 장 해독 다음 날 |

아침 죽

점심 죽 또는 일반 식사 1/2

저녁 죽 또는 생식

간식 물을 가능한 한 많이 섭취

| 장 해독 기간 중 |

아침 일반 식사 1/2

점심 일반 식사 1/2~2/3

저녁 죽 또는 생식

간식 물을 가능한 한 많이 섭취

디톡스에 도움이 되는 식품

마 늘

마늘은 고대 이집트에서부터 강장제로 이용되어 피라미드를 건설할 때 노동자들이 마늘을 먹고 힘을 냈다고 전해지는데, 마늘에는 스코르디닌, 알리신, 알리인, 게르마늄이 들어 있고 비타민 B1이 풍부하다.

스코르디닌은 내장을 따뜻하게 하고 신진대사를 높여주고 기력을 높여주며 저혈압으로 손발이 차고 머리가 무겁고 어지러우며 심장이 두근거릴 때 좋으며 강한 살균력이 있고 보온효과가 뛰어나다. 알리신은 위장을 자극해서 소화를 촉진하고 비타민 B의 완전 흡수를 돕는다. 특히 암을 억제하고 암의 진행을 지연하는 효과가 있다고 알려져 있다. 게르마늄은 생체 방어 기구 활성화 물질인 인터페론 생성을 돕는 물질로서 체내에서 이물질을 집어삼키는 대식세포나 자연방어세포를 활성화해 암세포 등을 억제하거나 공격하게 한다. 이 외에도 류머티즘, 신경통, 빈혈, 결핵, 감기, 불면, 야뇨증 등 다양한 효과가 있다.

생 강

생강은 맛이 맵고 성질은 약간 따뜻하다. 단, 생강 껍질은 성질이 차기 때문에 뜨겁게 하려면 껍질을 반드시 버려야 하고, 차게 하려면 껍질째 써야 한다.

생강의 매운맛에는 겐케튼이라는 성분과 쇼가올, 킨기베를, 킨디베렌, 치트랄 등의 성분이 있다.

생강은 풍기, 냉기, 습기를 없애준다. 감기나 기침,

가래에도 좋고 입맛을 돋우고 위장 연동운동을 순조롭게 하여 가스를 풀어주고 숙취와 구취, 구토, 딸꾹질 등도 다스린다. 또 생강은 뇌를 튼튼하게 하고, 체액을 조절하여 땀이 나게 하며 소변을 시원하게 나오게 하고, 부기를 빼주는 역할을 한다.

생강의 기름은 암을 차단하는 효과가 있으며, 생강의 진저롤 성분은 아스피린처럼 강력한 항혈전 작용을 하여 혈중 콜레스테롤을 억제하는 효과가 있다.

양 파

양파는 맛이 달고 매우며 성질은 따뜻하다. 포도당, 과당, 인, 비타민 B1, B2, C 등이 들어 있다. 매운맛과 자극적인 냄새가 나는 것은 양파 안에 들어 있는 유화아릴 때문이다.

양파는 위액분비를 촉진해 소화력을 높이고 변비를 없앤다. 특히 비타민 A는 정자 생산을 도와주고 비타민 B1은 성 활동을 원활하게 한다. '피로회복 비타민'으로 불리는 성분을 함유하고 있어 피로 회복에 좋으며, 뇌와 신경에 필요한 에너지를 공급하여 기억력을 향상시키고 마음을 편안하게 해 준다.

양파의 알리신은 체내에서 비타민 B1과 결합하여 신진대사를 원활하게 하고 세포에 활력을 넣어준다. 고혈압, 동맥경화, 정맥류를 개헌하고, 혈전을 예방하며 이미 생긴 혈전을 녹여준다. 혈중 콜레스테롤을 줄여주고 혈압을 떨어뜨리며, 간 속의 지질을 줄여 간을 튼튼하게 하고 만성 피로를 풀어주는 데도 효과가 있다.

양파의 매운 성분은 유황이 들어 있는 S-메틸 시스테인 설폭사이드 성분인데, 이 성분은 인슐린 분비를 촉진한다. 또 양파의 황화아릴 등이 발암물질을 해독하는 효소들을 작동시키고 백혈구 수를 증가시킨다.

양배추

양배추는 맛이 달고 성질은 평이하며 독이 없다. 녹색이 짙은 바깥쪽 잎에는 비타민 A, 속의 하얀 잎에는 비타민 C가 풍부하다. 혈액응고 작용을 하는 비타민 K도 많은데, 속잎보다 바깥 잎에 더 많다. 또 항궤양 성분인 비타민 U 및 칼슘 등 미네랄과 식물성 섬유질이 풍부하다.

양배추의 이온과 염소, 두 미네랄은 강력한 정화작용을 한다. 따라서 체내 노폐물을 분해하여 장과 피부가 깨끗해지고 피가 맑아져 간이 튼튼해진다. 미용비타민인 비타민 A, C 및 K도 함유되어 피부 노화도 예방한다. 양배추의 비타민 U는 항궤양성 비타민으로 단백질과 결합해 손상된 위벽을 보호해 소화성 궤양을 치료하고 세포를 튼튼하게 만든다.

양배추는 암세포를 파괴하는 작용이 있는데 플라보노이드, 페룰산, 메칠-메티오닌-설포늄클로라이드 등의 작용으로 백혈구 수가 늘면서 그 기능이 강화되어 TNF(종양괴사인자)를 많이 만들어 내기 때문이다.

토마토

토마토는 맛이 달고 시며 성질이 평이하나 조금 찬 편이다. 수분이 92퍼센트이며, 당질이 많은데 포도당과 과당이 거의 같은 양으로 들어 있다. 시큼한 맛은 구연산과 말산에 의한 것이다. 비타민 A, C가 풍부하고 비타민 B1, B2, 니코틴산 및 비타민 P의 일종인 루틴도 함유하고 있다. 빨간색을 띠게 하는 색소는 리코펜으로 카로티노이드의 일종이다.

토마토는 지방대사를 촉진하여 피부미용과 다이어트에 효과가 있고, 뇌동맥경화증에 의한 치매를 예방하고 신경흥분으로 긴장하거나 불안할 때 진정작용을 한다.

토마토의 펙틴성분은 콜레스테롤을 떨어뜨리고 루

틴 성분은 비타민 C에 작용하여 모세혈관을 튼튼하게 하고 혈압을 떨어뜨린다. 리코펜 성분은 전립선암 발생 위험을 35퍼센트나 줄이는 예방효과가 있다. 비타민 B6는 피를 맑게 해주는 정혈작용을 한다.

또 토마토는 찬 성질이기 때문에 여름철 식욕이 떨어진 것을 개선하고 갈증을 없애며, 소화를 돕고 간장 기능을 좋게 하며 피로를 빨리 회복시킨다.

감 자

감자는 맛이 달고 성질이 평이하다. 면역능력을 도우며, 부신피질 호르몬의 생산을 촉진하여 스트레스로부터 지켜주는 작용을 한다.

감자는 산성 체질을 알칼리성 체질로 개선해주는 식품으로 칼슘을 많이 함유하고 있어 정서불안을 없애는 작용을 하고, 비타민 C를 많이 함유하고 있어 해독작용 및 세포조직의 재생을 촉진한다. 감자의 비타민 C

는 가열해도 파괴되지 않는다는 점이 특이하다.

감자에는 판토텐산 성분이 들어 있는데 이것은 부신에 비타민 C를 축적하는 작용을 하고, 점막의 회복을 빠르게 하고 감염증에 대한 저항력을 갖게 한다. 풍치나 충치를 예방하는 작용도 한다.

또한 감자는 소화기능을 좋게 하고, 설사에 효과가 있으며, 쌀의 16배에 달하는 칼륨을 함유하고 있어 고혈압이나 동맥경화증, 중풍 등을 예방하는 효과가 있다.

미나리

미나리는 성질이 차서 열이 많은 체질에 좋은 음식이다. 알파피넨, 테르피놀렌 등을 함유하고 있으며 비타민 A, B, C와 플라본, 칼륨, 칼슘, 철분 등이 많이 들어 있는 알칼리성 식품이다.

미나리는 모든 열성 질환 및 열병을 앓아 회복이 잘

되지 않을 때 좋다. 또 혈액순환을 돕고 대소변을 순조롭게 소통시켜 준다. 또 지혈작용을 해서 각종 출혈성 질환에 좋고, 해독작용이 있어 간질환이나 숙취에 좋으며, 특히 식중독이나 약물중독을 일으켰을 때 약이 된다.

미나리에는 엽록소, 엽산, 철분 등이 많이 들어 있어서 빈혈에 좋고, 혈액을 깨끗하게 해준다. 따라서 갈증을 풀고 머리를 맑게 한다.

고혈압, 갱년기장애, 류머티즘, 신경통 등에도 효과가 있고 미나리의 정유 성분은 보온작용을 하여 월경과다증과 냉증에 도움이 된다.

시금치

시금치는 맛이 달고, 성질이 서늘하다. 비타민 C와 철분, 카로틴, 비타민 B1, B2, B6과 엽산, 칼슘, 요오드 등이 많이 들어 있다. 잎에는 엽산, 아연, 아미노산과 카로티노이드 등이 들어 있고 뿌리에는 스피나사포닌 A, B가 들어 있다. 또 시금치에는 철분이 많고, 철분의 흡수를 도와주는 비타민 C도 풍부하며 조혈작용을 하는 망간과 엽산도 함유하고 있어서 빈혈에 효과가 있다.

또 위와 장의 열을 없애주고, 섬유질이 풍부하여 변비를 해결해 준다. 오장을 이롭게 하고 체내에 유독한 독소를 배출하는 작용을 하고, 시금치에 들어 있는 칼슘은 지방의 체내 흡수를 줄여 고혈압 예방에 도움이 되며, 매일 먹는 사람에게선 대장암 발생을 무려 40퍼센트나 감소시킨다고 한다. 그리고 시금치의 비오틴 성분은 탈모를 방지하고 영양 상태를 개선시키는 작용을 한다.

쑥

쑥은 예로부터 애엽이라는 이름으로 각종 의서에

기재되어 있는데 그 약효가 뛰어나서 '백병을 구한다'라고 했으며, 몸속을 따뜻하게 하고 냉을 쫓으며 습을 없앤다고 했다.

쑥은 몸을 따뜻하게 해주므로 속이 냉하여 설사가 잦을 때, 몸이 냉하면서 잘 붓고, 하복부가 냉하여 소변이 원활하지 못할 때, 손발 또는 허리가 냉하여 잘 저리거나 통증이 있을 때 효과가 있다.

여성들의 생리불순, 생리통, 대하에도 효과가 있고, 위장을 튼튼하게 하여 식욕을 돋우고 소화를 도와주며 복통을 다스린다.

이외에도 조직 장기의 기능을 정상화시키고 혈액을 정화한다. 신경통, 감기에도 좋고 월경불순에도 좋은데, 특히 자궁의 혈류를 원활하게 하고 태아를 안정시킨다. 그리고 봄철에 많이 나타나는 피부건조증이나 호흡기 질환, 여러 가지 알레르기 질환을 예방하고 치료하는 데 아주 좋은 효과가 있다.

녹 차

녹차는 《동의보감》에서 '기분을 가라앉히고 소화를 도우며 머리와 눈을 맑게 하고 이뇨를 돕고 갈증을 멈춘다'라고 했으며, '오래 마시면 지방이 적어지고 몸이 날씬해지니 지나치게 뚱뚱한 자는 가히 복용하도록 하라'라고 했다.

녹차는 뜨거운 물에 우려내어 먹는 것보다 가루를 내어 복용하는 것이 더 좋은데, 녹차 속의 비타민 E와 카로틴이 지용성이어서 뜨거운 물에 우러나오지 않기 때문이며, 비타민 C는 수용성이지만 뜨거운 물에 우리면 그 양이 3분의 2로 줄어들기 때문이다.

녹차는 혈중 지질을 떨어뜨려 혈액순환을 원활하게 하고, 혈관을 유연하게 하며 고혈압, 동맥경화증에 좋고, 혈당을 떨어뜨린다. 육류와 기름에 함유된 지방을 분해함으로써 기름진 음식과 함께 먹으면 비만 방지에도 도움이 된다.

녹차는 암 예방에도 효과적이고, 수명연장 효과가 있다고 알려져 있다. 또한 식이섬유가 있어 장내 유해물질을 빨리 배설하고 중금속의 체내 축적을 억제하는 효과가 뛰어나다. 또 비타민 C가 풍부해서 뇌세포를 견고하게 하고 지능지수를 향상시킨다고 하며, 기산틴 유도체에 속하는 물질이 있어서 중추신경을 흥분시켜 대뇌피질을 각성시키고 기분을 좋게 하는 작용이 있다.

콩

콩은 단백질이 풍부한데 특히 레시틴, 리놀렌산, 아스파라긴산, 티로신, 리신 같은 아미노산이 풍부하고, 비타민 B1, B2, E, 칼슘, 칼륨, 마그네슘 등이 들어 있다.

콩의 시토스테롤 성분은 콜레스테롤 흡수를 억제하며, 혈액순환을 촉진하여 혈관의 탄력성을 높여주어 동맥경화, 고혈압, 중풍을 예방하는 효과가 있다.

콩은 당뇨병을 개선하는 효능이 있는데 특히 당뇨병으로 간장의 글리코겐이 혈액 속으로 용출되는 것을 보충해주는 아스파라긴산, 티로신, 리신 같은 필수아미노산을 함유하고 있다. 또한 콩에 들어 있는 사포닌, 레시틴, 섬유질이 대장을 자극하여 변통을 좋게 하고, 위액의 산도를 유지하며 식욕을 증진시킨다. 레시틴, 리놀렌산 성분은 세포막을 강하게 하고 스트레스를 방어한다.

콩의 이소플라본 성분은 약한 식물성 에스트로겐 호르몬으로 골다공증 예방에 도움이 되고, 트립신 인히비터, 아이소플라본, 불포화 지방산 성분 등이 암 예방에 중요한 작용을 한다.

녹 두

녹두는 필수아미노산과 불포화지방산이 풍부한데,

해열작용이 강해서 몸 안에 생긴 열독을 없애주는 작용을 한다. 또한 해독작용이 강하여 여러 가지 피부 트러블을 없애 피부를 깨끗하게 해주고, 약물중독과 식중독을 풀어준다.

녹두는 장염에 의한 설사, 열성 두통, 입안이나 입술이 잘 헐고 입이 마르며 냄새가 날 때도 좋다. 또 열을 내리는 작용을 하여 여름철 무더위에 많이 나타나는 땀띠에도 매우 효과가 좋다. 또 녹두는 열 때문에 소변이 농축되는 데 좋고, 갈증이 심한 당뇨병과 홍조가 심한 갱년기 장애에도 효과가 있다. 아밀라아제, 뉴클라아제, 우레아제 등의 소화효소가 있어 소화 장애에 도움이 되고 고혈압과 숙취해소에 효과가 있다.

호 두

호두는 맛이 달고 성질은 따뜻하다. 고단백 식품으로 트립토판과 아미노산의 함량이 풍부하다. 마그네슘, 망간, 철, 칼슘, 비타민A, B, C, E 등을 다량 함유하고 있고, 지방은 리놀산, 리놀렌산, 올레인산이 많다.

호두는 모양이 폐 또는 뇌를 닮았으며 가래와 기침을 삭이는 등 호흡기질환에 좋고, 또 건뇌 식품으로 뇌세포를 활성화시키고 신경안정제 역할을 하며, 불면증에 도움이 된다. 혈청 알부민을 늘리고, 콜레스테롤의 체내 합성 및 산화와 배설에 일정한 영향을 미쳐 콜레스테롤을 조절해준다. 이외에 장을 부드럽게 하여 배변을 순조롭게 하고, 비뇨기 결석에도 좋다.

참 깨

참깨는 맛이 달고 성질이 평이하다. 올레산, 팔미트산 등의 글리세이드, 스테롤, 세서민, 비타민 E 등과 엽산, 니코틴산, 자당, 펜토산, 단백질과 다량의 칼슘이 들어 있다.

참깨는 레시킨과 비타민 E가 풍부할 뿐만 아니라

부신피질 호르몬과 남성호르몬의 분비를 촉진한다. 따라서 정자와 난자를 숙성하며 정력을 강화한다. 노화방지, 치매예방 효과도 있고 어린이의 성장발육에도 도움이 된다.

참깨의 비타민 E는 말초혈관의 혈액순환을 도와주고 고혈압이나 심장병을 예방하며 중성지방 수치를 낮추고 냉증을 치료해주는 작용을 한다.

또한 간장을 튼튼하게 하여 해독작용을 하고, 염증과 종양을 없애는 효능이 뛰어나다. 바이러스성 기관지염이나 위궤양, 감기 등을 예방하는 작용을 하고 리놀렌산과 비타민 E가 많아 피부의 건조를 막아주며 저항력을 키워주기 때문에 아토피에 효과가 좋다.

사 과

사과는 맛이 달고 성질은 서늘하다. 당을 많이 함유하고 있고, 프로비타민 A, B, C 등이 들어 있다. 피로

물질을 제거하는 유기산이 풍부한데 사과산, 구연산, 주석산, 키닌산 등이 함유되어 있다. 펙틴도 들어 있고 탄닌 성분도 함유되어 있다.

사과는 체내 정화작용 및 해열, 거담, 소염 작용을 하고 진정작용 또한 강하다. 위액분비를 촉진하여 식욕을 돋우고 피로와 갈증을 풀고, 땀으로 소실된 체내의 알칼리 성분을 보충해준다.

사과의 팩틴 성분은 장내에서 유산균 같은 유익한 세균이 번식하는 것을 도와 장을 튼튼하게 해준다. 또 섬유질이 많고 소르비톨이 많아서 변비, 습진, 비만 등 여러 질환에 도움이 된다. 설사 때는 장의 벽에 젤리 모양의 벽을 만들어 장벽을 보호하면서 유독성 물질의 흡수를 막고 장 안의 이상 발효를 막아 설사가 멎게 하는 작용도 한다.

또한 사과는 폐암을 예방하는데, 핀란드 국립보건원의 발표를 보면 58퍼센트까지 발생률을 줄일 수 있다고 한다. 사과에 풍부한 플라보노이드라는 항산화 물질이 폐암발생을 효과적으로 감소시키기 때문이다.

돼지고기

돼지고기는 맛이 달고 성질은 차다. 양질의 단백질과 지방질, 철분, 비타민 A, B1 등을 함유하고 있다.

인체를 구성하는 구조 물질을 보충해주며, 소화기나 피부 등 인체조직이 건조, 쇠퇴하는 것을 늦춘다. 피부를 윤택하게 하고 성장기 어린이의 영양보충에 좋으며 피로하고 근육통, 심계항진, 식욕부진, 변비 등에 도움이 된다. 특히 수은중독이나 황사, 매연 등을 해독하는 작용이 있어 해독음식으로 알려져 있다.

현 미

현미는 배아미이므로 비타민 A, B1, B2, B6, B12, 니코틴산, 판토텐산, 엽산 외에 각종 영양소가 풍부하다.

현미는 비위 기능을 강화하여 식욕이 부진하고 여윌 때나 설사로 탈수증이 있을 때, 멀미가 심할 때 도움이 된다.

현미는 혈액순환을 도와주어 신경조직과 근육의 작용을 정상으로 유지하므로 손발이 저릴 때나 숨이 찰 때 좋고, 뇌와 신경에 필요한 에너지를 공급해주어 졸음이 많은 것을 개선하고 기억력을 높이는 데도 도움을 준다. 그리고 현미는 유해물질이 장에 흡수되는 것을 막아준다.

현미에 특히 풍부한 비타민 B1은 당질을 분해하고 흡수를 도와주므로 혈액의 산성화를 막고 만성피로를 풀어준다. 한편 현미의 비타민 E는 노화를 방지하며, 현미의 셀룰로이드는 장의 연동운동을 촉진하여 변비를 없애준다. 또 비타민 B, C가 많이 함유되어 있어서 빈혈을 막아준다. 항암물질인 시토스테롤을 함유하고 있어서 암을 억제하는 작용도 있다.

미 역

미역은 단백질, 비타민, 칼슘, 철분, 카로틴 등이 균형 있게 들어 있고, 특히 요오드와 칼슘이 많이 들어 있다. 또한 식이섬유 함량도 매우 뛰어나다.

미역에는 요오드가 풍부하여 갑상선 호르몬에 직접 작용하여 갑상선 기능을 정상으로 만들어주는 작용을 한다. 또 여러 영양성분이 균형 있게 들어 있어서 피를 만들어주고 피를 깨끗하게 해주는 효과가 있으며, 칼슘이 풍부해서 골다공증을 예방하고 뇌신경의 흥분을 진정시키는 작용을 한다.

또 미역에는 혈액의 응고를 막아주는 프코이딘, 혈중 콜레스테롤을 떨어뜨리는 프코스테롤 등이 함유되어 있어서 동맥경화, 고혈압, 중풍 등을 예방할 수 있고, 식이섬유가 풍부해서 비만과 변비도 개선시킨다.

미역의 미끈미끈한 성분인 알긴산은 면역력을 높여주며 암세포의 증식을 막는다고 알려져 있다.

다시마

다시마는 알칼리성 식품으로 산성 체질을 개선한다. 또 칼슘을 많이 함유하고 있고 칼슘의 활동을 돕는 마그네슘도 풍부해서 뼈를 튼튼하게 해준다.

다시마는 섬유질, 칼슘, 요오드를 함유하고 있기 때문에 장의 연동운동을 활성화해서 배변을 촉진하고 장 속의 유해물질을 빠르게 배설해준다. 또 갑상선 호르몬의 생성을 도와 신진대사를 활발하게 하고, 혈액순환을 좋아지게 하며, 골단부의 칼슘량을 늘려 뼈의 성장발육을 돕는 작용을 한다.

관절부위가 아픈 것과 신경통에 효과가 있고 고혈압, 동맥경화를 예방해준다.

파래와 매생이

파래에는 담배의 니코틴을 해독하고 중화하는 효능

이 있다. 파래에 함유된 비타민 A가 흡연으로 손상된 폐 점막을 재생하고 보호하기 때문이다.

파래는 식물성 섬유질이 풍부해서 배변을 원활하게 하는 효능도 높다. 매생이는 철분과 알칼리 성분이 많아 특히 여성에게 좋다.

굴

굴은 혈액을 생성하고, 생성된 혈액을 맑게 해주며, 보혈하는 작용을 한다.

간 기능이 훼손되어 GOT, GPT 수치가 높을 때나 췌장기능이 손상되어 혈당치가 높아졌을 때 치료제로 쓰이기도 한다. 철분, 망간, 타우린, 아미노산, 글리코겐 등이 다량 함유되어 있어 '천연의 약'이라 불린다.

굴 속에 함유된 스테롤류는 혈청 콜레스테롤을 낮추며, 소화를 돕고 신경을 안정시키는 효과가 있다. 또한 아미노산이 풍부하여 피로하고 여위는 데도 좋고, 아연성분이 풍부하게 들어 있어 성 능력 및 정자 생산을 증가시키는 작용이 있다.

전 복

전복은 일반 어류보다 단백질 함량이 높고 감칠맛이 나는 글루타민산이 많이 들어 있다. 로이신, 아르기닌 등의 아미노산이 풍부하고 칼슘함량이 높으며 철분, 비타민 A, B1, B2, C 등을 함유하고 있다.

전복은 자양강장 작용을 하여 영양을 충족시키고, 심장을 보하고 소화를 돕고 간기를 완화하여 황달을 다스려주는 작용을 한다. 피로회복에 좋으며 특히 시신경의 피로를 푸는 데 효과가 있다. 또 열을 내리고 열이 나는 폐결핵과 그로 말미암은 기침을 다스려준다.

또한 소변을 원활하게 하여 방광염에 도움이 되고, 자궁출혈, 냉증에 좋고 목이 타거나 가슴이 메는 데 좋다. 한편 전복은 눈을 밝게 하여 녹내장을 비롯한 눈의 충혈이나 건조 등 모든 눈의 이상증상에 도움이 되고, 요오드 함량이 높아서 혈압이 높을 때도 좋다. 종기를 풀어주고 모유분비를 촉진하는 효과도 있다.

Ⅲ 한국의 슈퍼 푸드, 된장과 청국장의 탁월한 해독효과

된장과 청국장은 암을 예방하고 노화를 방지하는 식품으로 정평이 나 있다. 특히 된장은 간 해독 효과가 큰 식품으로 간 기능을 강화해 몸에 쌓인 독소를 배출해준다. 또 유독가스를 해독하고 농약 성분을 없애주는 효능도 있다. 깨끗한 환경에서 메주를 띄워 만든 생된장을 미지근한 물에 풀어 마시면 좋다.

된장의 짠맛이 싫거나 염분이 염려된다면 청국장을 추천한다. 청국장에 들어 있는 유익균은 장내 젖산균을 도와 유용미생물이 균형을 이루게 하여 설사나 장염을 예방하고 변비를 치료하는 데 효과적이다. 소화 효소가 많아 소화제 구실을 할 뿐만 아니라 내장에 쌓여 있는 독소를 배설시켜 피부를 맑게 해준다.

해독에 도움이 되는 차

차는 하루 중 언제라도 물처럼 마실 수 있어 음식보다 효과적으로 활용할 수 있다. 생활에서 쉽게 구할 수 있는 것 중 맛도 좋고 해독작용도 뛰어난 차가 많다. 몸에 해로운 카페인 커피를 즐기기보다는 한 잔의 차로 독도 빼고 건강도 챙겨보자.

| 오미자차 |

오미자에는 기를 수렴하는 작용이 있어 스트레스를 풀어주고 간 기능을 보호하는 효과가 있다. 또 담을 없애고 폐를 맑게 해준다.

땀을 많이 흘리거나 소변이 잦은 사람도 오미자차를 장복하면 효과를 볼 수 있다. 인삼과 맥문동, 오미자를 각각 1 : 2 : 1의 비율로 섞어 달여 마시면 기를 보호하고 신진대사가 잘 이루어진다.

| 민들레차 |

민들레는 염증을 억제하기 때문에 화상과 여드름에 효과가 있다. 또 열을 내리는 작용이 있어 위염, 변비, 식도염, 갑상선 기능 항진증, 결막염 등에도 효과가 있다.

특히 혈색과 체격이 좋으면서 변비가 있는 사람이 마시면 효과를 볼 수 있다. 민들레 뿌리에 물을 넣고 물이 3분의 2 정도 졸아들 때까지 달여 마신다.

| 국화차 |

국화 꽃잎은 활용도가 높아 식용이나 약용은 물론 술을 담그거나 베갯속으로도 사용한다.

국화에는 다양한 약리 성분이 들어 있어 해열, 해독, 감기에 따른 두통, 현기증, 이명, 눈의 충혈, 종기 등을 없애는 데 효과가 있다.

또 배 속을 다스려 곽란이나 복통 등에 효과를 보인다. 꽃잎만 훑어 소금을 약간 넣은 끓는 물에 살짝 데

친 다음 찬물에 헹구고 나서 물기를 빼 그늘에 말렸다가 차로 쓰면 된다.

| 감초차 |

'약방의 감초'라는 말이 있을 정도로 한방에서 중요하게 여기는 것이 바로 감초이다.

감초는 부작용이 없고 약효가 다양해 어떤 약에든 빠지는 법이 없다. 감초는 장을 조절하여 대사를 원활하게 하고 신경을 안정시킨다.

또 한약의 맛을 순하게 하고 효력을 촉진하며 해독작용을 한다. 검은 콩이나 볶은 현미를 함께 넣어 달여 마시면 더욱 좋다.

| 매실차 |

매실은 이질, 설사, 하혈, 구토, 타박상, 기관지, 기침, 천식 등에 뛰어난 효과를 보이는 해독 식품으로, 시럽이나 술, 식초 등 다양한 형태로 활용할 수 있다.

특히 시럽으로 만들어 두었다가 차로 마시면 뛰어난 건강보조식품이 된다.

매실에는 사과산, 구연산, 호박산, 주석산 등이 5퍼센트나 들어 있어 피로를 없애고 입맛을 돋우는 효과가 있다. 특히 구연산은 해독작용과 살균작용이 강해서 해독 식품으로 가치가 높다.

| 녹 차 |

녹차에는 비타민 C가 많이 함유되어 있어 기미와 주근깨를 예방하고 피부를 깨끗하게 해준다. 또 갈증을 없애고 피로를 덜어주는 효과가 있다. 노화예방에 탁월한 비타민 E도 다량 함유되어 있어 활성산소를 억제하고 노화와 암을 예방한다.

카테킨 성분이 체내에 지방이 축적되는 것을 방지하고, 식이섬유가 다이옥신을 흡착해 배설하는 등 해독과 미용에도 좋다. 플라보노이드는 칼로리 연소를 촉진하므로 다이어트에 효과적이다.

| 꿀 차 |

꿀은 숙취를 없애고 독소를 배출하는 해독 식품으로 널리 알려져 있다. 꿀에 포함된 칼륨성분이 콜레스테롤과 노폐물을 제거해 산성화된 혈액을 중화해준다.

또 살균력이 뛰어나서 각종 바이러스로부터 몸을 보호하는 효능이 있다. 미지근한 물에 타서 마시면 위장을 편안하게 하고 변비를 치유하는 효과도 있다.

먹으면 독이 되는 식품

술

술은 칼로리가 높고 체내 영양소 분해를 방해하기 때문에 비만의 원인이 되며, 체내에 흡수된 지방이 제대로 분해되지 못하면 동맥경화 등 성인병의 원인이 된다.

또한 간 기능을 저하시키고 여러 가지 간질환을 유발할 수 있으며 체내의 비타민을 파괴하고 피로물질을 축적시킨다.

튀 김

음식을 튀길 때 산화된 기름은 몸속에서 활성산소를 발생시킨다. 활성산소는 세포막이나 적혈구 등을 공격해 암, 심장병, 동맥경화, 아토피 피부염 등 각종 질병을 일으킨다. 튀긴 요리와 함께 먹는 기름은 비만을 유발한다.

햄

햄이나 소시지 같은 가공 육류는 칼로리는 높은 데 반해 비타민이나 무기질은 부족하다. 또 인공감미료를 비롯해 방부제와 발색제 등 인체에 해로운 성분이 다량 함유되어 있어 암이나 각종 성인병을 불러일으킨다.

패스트푸드

햄버거, 피자, 프라이드치킨 같은 패스트푸드는 영양 불균형과 비만을 가져오고 콜레스테롤 수치를 높여 심장질환이나 뇌졸중 발생 위험을 높인다.

동물성 단백질과 지방, 정제된 설탕, 소금, 화학조미료 등이 다량 함유되어 있어 각종 질병의 원인이 된다.

설 탕

여러 단계를 거쳐 가공된 설탕에는 오직 칼로리만 남아 강력한 독성과 중독성을 갖게 한다. 설탕은 콜레스테롤 수치와 지방 농도를 높이고 우울증과 당뇨병을 불러일으킨다.

밀가루 식품

영양의 핵심인 껍질과 씨눈이 제거된 정제 밀가루에는 표백제와 방부제가 첨가된다. 탄수화물 덩어리인 정제된 밀가루는 혈당을 높여 몸에 지방으로 쌓인다. 또 배설이 잘 안 돼 장벽에 눌어붙어 변비를 일으킨다.

따라서 밀가루로 만든 빵과 쿠키, 국수 등은 섭취를 줄여야 하며, 염분과 당분이 다량 함유된 과자류도 멀리하는 것이 좋다.

||| 〈TIME〉이 선정한 우리 몸을 살리는 식품 10가지

미국의 시사 주간지 〈TIME〉이 우리 몸을 살리는 식품 10가지를 선정했다. 토마토, 시금치, 적포도주, 견과류, 브로콜리, 귀리, 연어, 마늘, 녹차, 블루베리가 그것인데 대부분 채소류와 과일류라는 점이 눈에 띈다. 디톡스 식품들과도 일맥상통한다는 점에 주목할 필요가 있다.

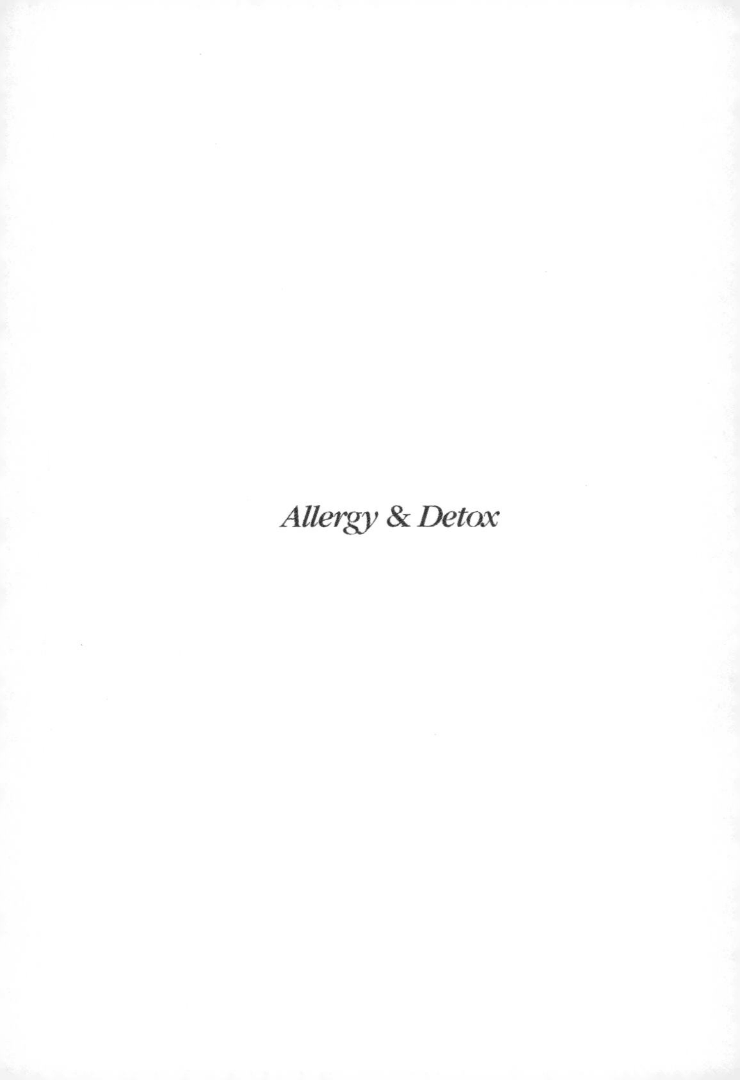

Allergy & Detox

부 록

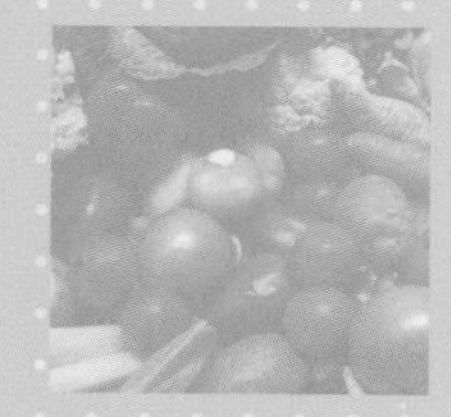

- 체질과 음식

체질과 음식

음식은 중심 재료에 여러 가지 부재료와 양념이 들어가 조화를 이루므로 딱히 병증이 위독하지 않으면 특정 음식이 사람의 몸에 큰 해를 끼치지는 않는다.

그러나 알레르기 질환이 있거나, 소화나 배변에 문제가 있다거나 체중이 생길 때, 피부에 트러블이 생길 때, 질병이 잘 낫지 않을 때는 음식과 체질의 조화를 살펴보는 것이 도움이 된다. 체질에 맞지 않는 음식을 장기간 섭취하면 질병을 악화시킬 수 있기 때문이다. 다시 말하면 자신의 체질에 맞는 음식만 잘 가려서 섭취하더라도 질병을 치료할 수 있다고 할 수 있다.

한의학에서는 기본적으로 체질을 네 가지로 나눈다. 이제마 선생님의 사상체질이 그것이다.

기본적으로 태양인에게는 담백하고 서늘한 음식이 좋고, 소양인에게는 싱싱하고 시원한 음식이 좋다. 태음인에게는 칼로리와 지방이 낮은 고단백 음식이 좋은데, 다른 사람에 비해 식욕이 왕성하므로 모자란 듯이 먹는 것이 좋다. 소음인에게는 전체적으로 성질이 따뜻한 음식이 좋다.

태양인

태양인에게 모든 가공식품, 정제식품은 해로우며 태음인, 소음인, 소양인에게 유익한 음식은 태양인과는 충돌을 일으켜서 정기를 약화시키기 때문에 해롭다. 특히 태음인에게 유익한 음식이 가장 해롭다.

태양인에게 좋은 식품

① 곡류: 멥쌀, 멥쌀현미, 메밀, 옥수수, 조.

② 채소: 배추, 양파, 케일, 참쑥, 고사리, 돌나물, 다래순, 순채나물, 청경채, 야콘, 방아잎.

※ 태음인에게 유익한 채소를 제외한 푸른 채소는 먹어도 된다.

③ 육류: 고래 고기.

④ 어패류: 전복, 대합, 모시조개, 피조개, 소라 등 모든 조개류(민물조개 제외), 꽃게, 참게, 홍게, 대게 등 모든 게 종류, 바닷가재, 문어, 낙지, 주꾸미, 붕어, 잉어, 조기, 민어, 농어, 옥돔, 도미.

※ 대부분의 바다 생선은 먹어도 된다.

⑤ 과일: 감, 포도, 키위, 파인애플, 바나나, 복숭아, 체리, 앵두, 다래, 머루, 모과.

⑥ 건강식품: 양파엑기스, 붕어소주, 포도당분말(옥수수전분으로 만든 것), 송화, 솔잎, 운지버섯, 포도엑기

스, 홍국, 누에가루, 실크파우더, 동충하초, 어성초.

⑦ 기타: 메밀묵, 포도주, 모과차, 코코아(원액분말), 다크초콜릿, 옥수수차, 감잎차, 쑥차(참쑥차), 현미씨기름, 포도씨 기름.

소양인

모든 가공식품, 정제식품은 해로우며 소음인, 태음인, 태양인에게 유익한 음식은 소양인에게 충돌을 일으켜서 정기를 약화시키므로 해롭다. 특히 소음인에게 유익한 음식이 가장 해롭다.

소양인에게 좋은 식품

① 곡류: 보리, 홍맥, 차조, 녹두.

※ 멥쌀, 멥쌀현미는 먹어도 된다.

② 채소: 양배추, 상추, 오이, 우엉, 가지, 양상추, 숙주나물, 더덕, 샐러리, 냉이, 파프리카, 땅두릅, 고들

빼기, 씀바귀, 백람, 질경이, 비름나물, 순무양배추, 시금치, 쑥갓, 부추, 신선초.

③ 육류: 돼지고기.

④ 어패류: 복어, 광어, 도다리, 우럭, 가자미, 넙치 등 대부분의 흰 살 생선, 자라, 가물치, 굴, 홍합, 해삼, 멍게, 오징어.

⑤ 과채류: 참외, 딸기, 석류, 산딸기, 블루베리, 용과.

※ 바나나, 파인애플, 키위, 수박, 멜론은 먹어도 된다.

⑥ 건강식품: 알로에, 영지버섯, 달맞이 종자유, 자라 엑기스, 백년초 엑기스, 복분자술.

⑦ 기타: 청포, 녹차, 보이차, 홍차, 보리차, 흰 살 생선회.

태음인

모든 가공식품, 정제식품은 해로우며 태양인, 소양

인, 소음인에게 유익한 음식은 태음인에게 충돌을 일으켜 정기를 약화시키므로 해롭다. 특히 태양인에 유익한 음식이 가장 해롭다.

태음인에게 좋은 식품

① 곡류: 통밀, 수수, 율무, 모든 콩, 들깨.

② 채소: 모든 호박, 무, 당근, 마늘, 고구마, 연근, 도라지, 콩나물, 순무, 토란, 깻잎, 취나물, 머위, 유채, 대부분의 버섯, 박나물, 비트, 두릅, 마, 죽순, 고추, 민들레.

③ 해조류: 미역, 다시마, 파래, 청각.

④ 육류: 쇠고기.

⑤ 어패류: 상어, 갈치, 홍어, 가오리, 산천어, 민물조개, 민물고동, 달팽이.

⑥ 과채류: 수박, 배, 멜론, 살수, 호도, 밤, 잣, 은행 등 대부분의 견과류, 자두, 매실.

⑦ 건강식품: 스쿠알렌, 매실엑기스, 청국장분말, 클로렐라, 마늘환, 다시마환, 호박소주, 유청칼슘, 대두단백.

⑧ 기타: 통밀식빵, 도토리묵, 두부, 된장 등 모든 콩식품, 들기름, 콩기름, 황설탕, 우유, 치즈, 요구르트, 원두커피.

소음인

모든 가공식품, 정제식품은 해로우며 소양인, 태양인, 태음인에게 유익한 음식은 소음인에게 충돌을 일으켜 정기를 약화시키므로 해롭다. 특히 소양인에게 유익한 음식이 가장 해롭다.

소음인에게 좋은 음식

① 곡류: 찹쌀, 찹쌀현미, 흑미, 기장, 참깨.

② 채소: 토마토, 감자, 파, 미나리, 갓, 겨자채, 아욱, 달래, 컴프리, 아주까리잎, 생강, 삼동초, 근대, 오크립, 브로콜리, 당귀잎, 수삼, 경수채(교나).

※소양인에 유익한 채소를 제외한 나머지 채소는 먹어도 된다.

③ 해조류: 김.

④ 육류: 닭고기, 개고기, 오리고기, 꿩고기, 계란.

⑤ 어패류: 정어리, 전어, 꽁치, 참치, 연어, 전어 등 대부분의 등 푸른 생선, 멸치, 미꾸라지, 메기, 뱀장어, 새우.

⑥ 과일: 사과, 귤, 오렌지, 망고, 대추, 자몽.

⑦ 건강식품: 인삼, 산삼, 홍삼, 벌꿀, 로열젤리, 프로폴리스, 개소주, 삼계탕.

⑧ 기타: 후추, 재피, 겨자, 생강차, 대추차, 등 푸른 생선회.

음식궁합 – 함께 먹으면 약이 되는 음식

음식을 만들 때는 재료의 맛이나 색깔, 조리법 등 여러 가지 면에서 서로 조화를 고려해야 한다. 특히 식품에 함유된 특정 성분이나 영양 성분의 상태, 상호작용을 고려해 조리해야 장점을 살려서 서로 흡수를 돕는다.

생선회와 생강

생선이나 조개 같은 어패류는 장염 비브리오균 때문에 식중독을 일으키기 쉽다. 생강은 살균력이 강해 생선회에 곁들여 먹으면 식중독 위험을 줄이고 비린내도 없애준다. 우리가 흔히 '와사비'라고 부르는 고추냉이도 비슷한 효과가 있다.

굴과 레몬

굴은 맛과 영양은 좋지만 쉽게 상한다는 단점이 있다. 굴이 신선할 때 레몬즙을 한 방울 떨어뜨리면 레몬의 구연산이 살균작용을 해 신선도를 유지할 수 있다. 레몬은 식중독을 일으키는 세균의 번식을 막고, 철분 흡수율도 높여준다.

고등어와 무

고등어조림에는 반드시 무가 들어간다. 무에는 비타민 C와 소화효소가 풍부해 고등어에 부족한 영양을 보완해주며, 무의 매운맛 성분인 이소시아네이트가 고등어의 비린내를 없애주기 때문이다.

복어와 미나리

복의 알과 내장, 피 등에는 테트로도톡신이라는 독성 물질이 들어 있어 식중독을 일으키고 심하면 목숨을 앗아간다. 복어탕을 끓일 때 미나리를 넣으면 맛이나 향이 좋아지는 것은 물론 강력한 해독작용을 한다.

조개와 쑥갓

조개는 단백질이 많고 지방이 적지만 비타민 A와 C는 전혀 들어있지 않다. 반면 쑥갓에는 비타민 A와 C, 적혈구 형성을 돕는 엽록소가 풍부하게 함유되어 있어 영양에 균형을 맞춰준다.

된장과 부추

최고의 웰빙식품 된장에도 단점이 있다. 비타민 A와 C가 부족하고 염분이 많다는 것. 된장에는 부추만큼 궁합이 잘 맞는 식품도 없다. 부추에는 비타민이 풍부하고 나트륨을 배출하는 성분이 있기 때문에 된장의 단점을 보완해준다.

당근과 기름

당근은 기름에 살짝 볶아 먹는 것이 좋다. 당근에는 비타민 A의 전구체인 카로틴이 많이 들어 있는데, 이것이 지용성이기 때문이다. 카로틴은 피부를 매끄럽게 가꿔주고 병균에 대한 저항력을 높여 준다.

냉면과 식초

식초는 냉면을 산성으로 만들어 대장균 번식을 억제한다. 또 식초의 유기산은 녹말로 만든 식품이나 고기를 먹을 때 생기는 피로물질을 없애주므로 냉면을 먹을 때 식초를 몇 방울 떨어뜨리는 것이 좋다.

수정과와 잣

수정과를 만들 때 넣는 곶감은 타닌 성분이 철분과 결합해 타닌산철이 되면서 빈혈과 변비를 일으킬 수 있다. 따라서 수정과에 잣을 띄워 함께 섭취하면 타닌의 작용을 막을 수 있다.

쇠고기와 피망

피망은 비타민 A와 C가 많아 쇠고기와 함께 먹으면 좋다. 성질도 알칼리성이라서 쇠고기의 산성을 중화하는 효과가 있다. 깻잎도 쇠고기에 부족한 비타민 A와 C, 칼슘, 섬유소를 보충하므로 함께 먹으면 좋다.

돼지고기와 표고버섯

표고버섯에는 돼지고기에 들어 있는 콜레스테롤의 흡수를 방해하는 비타민 D와 E, 레시틴 성분이 풍부하다. 따라서 돼지고기와 표고버섯을 함께 먹으면 콜레스테롤의 위협에서 벗어날 수 있다.

음식궁합 – 함께 먹으면 독이 되는 음식

아무리 좋은 식품이라도 함께 먹으면 전혀 도움이 안 되거나 오히려 해가 되는 경우가 있다. 식품은 각기 다른 성분과 특성을 갖고 있어서 서로 장점을 살려 주기도 하지만 깎아내리기도 하기 때문이다. 특히 한약을 먹을 때는 식품 궁합이 중요하다. 같은 약이라도 먹는 사람이나 투약 방법에 다라 효과가 다르게 나타나므로 각별히 주의해야 한다.

약에 따라 무를 먹으면 안 되는 것도 있고, 체질에 따라 닭고기나 개고기를 먹으면 안 되는 것도 있으므로 약을 지을 때 가려야 할 음식 등을 꼼꼼히 확인해야 한다.

시금치와 두부

시금치에 함유된 초산과 두부에 들어 있는 칼슘이 상호 작용하면 초산칼슘이라는 응고체가 생성된다. 그런데 초산칼슘은 시금치의 철분과 두부의 단백질 흡수를 방해해 두 식품의 가치를 떨어뜨린다.

오이와 무

오이에 들어 있는 아스코르비나제가 무에 함유되어 있는 비타민 C를 파괴한다. 이를 막으려면 조리할 때 식초를 한 방울 넣어주면 된다. 같은 이유로 당근도 오이와 함께 먹으면 영양이 떨어진다.

미역과 파

파의 인과 유황 성분이 미역의 칼슘이 몸에 흡수되는 것을 방해하므로 함께 먹지 않는 것이 좋다. 또 미역에는 유해물질을 흡착해 배출하는 알긴산이 풍부한데, 파와 함께 먹으면 흡착력이 떨어져 해독작용이 반감된다.

시금치와 근대

시금치에 함유된 수산은 몸에 결석을 만들 수 있다. 근대 역시 수산이 많이 들어 있어 시금치와 함께 먹으면 담석증을 일으킬 확률이 높아진다.

김과 기름, 소금

김에 기름을 발라 구우면 시간이 흐르면서 산화되어 과산화지질이라는 유해성분이 생기기 쉽다. 또 김 자체의 염분에 소금을 더하면 나트륨 섭취량이 많아질 수 있으므로 주의해야 한다.

도토리묵과 감

도토리묵과 감은 타닌이 많은 식품이다. 함께 먹으면 철분과 타닌이 결합해 소화 흡수를 방해하고 변비와 빈혈을 유발할 수 있다.

장어와 복숭아

장어에는 지방이 많아 소화가 잘 안 되는데, 복숭아와 함께 먹으면 복숭아의 유기산이 장을 자극해 설사를 일으킬 수 있다.

치즈와 콩

치즈에는 칼슘이 풍부하지만 콩과 함께 먹으면 콩 속의 인산이 치즈의 칼슘과 결합하여 인산칼슘으로 변해 체외로 배출되므로 먹으나마나가 된다.

홍차와 꿀

홍차의 타닌 성분과 꿀의 철분이 결합해 흡수가 안 되는 타닌산철로 변하므로 홍차에는 꿀을 넣지 않는 것이 좋다.